_____ 에게

_____ 드림

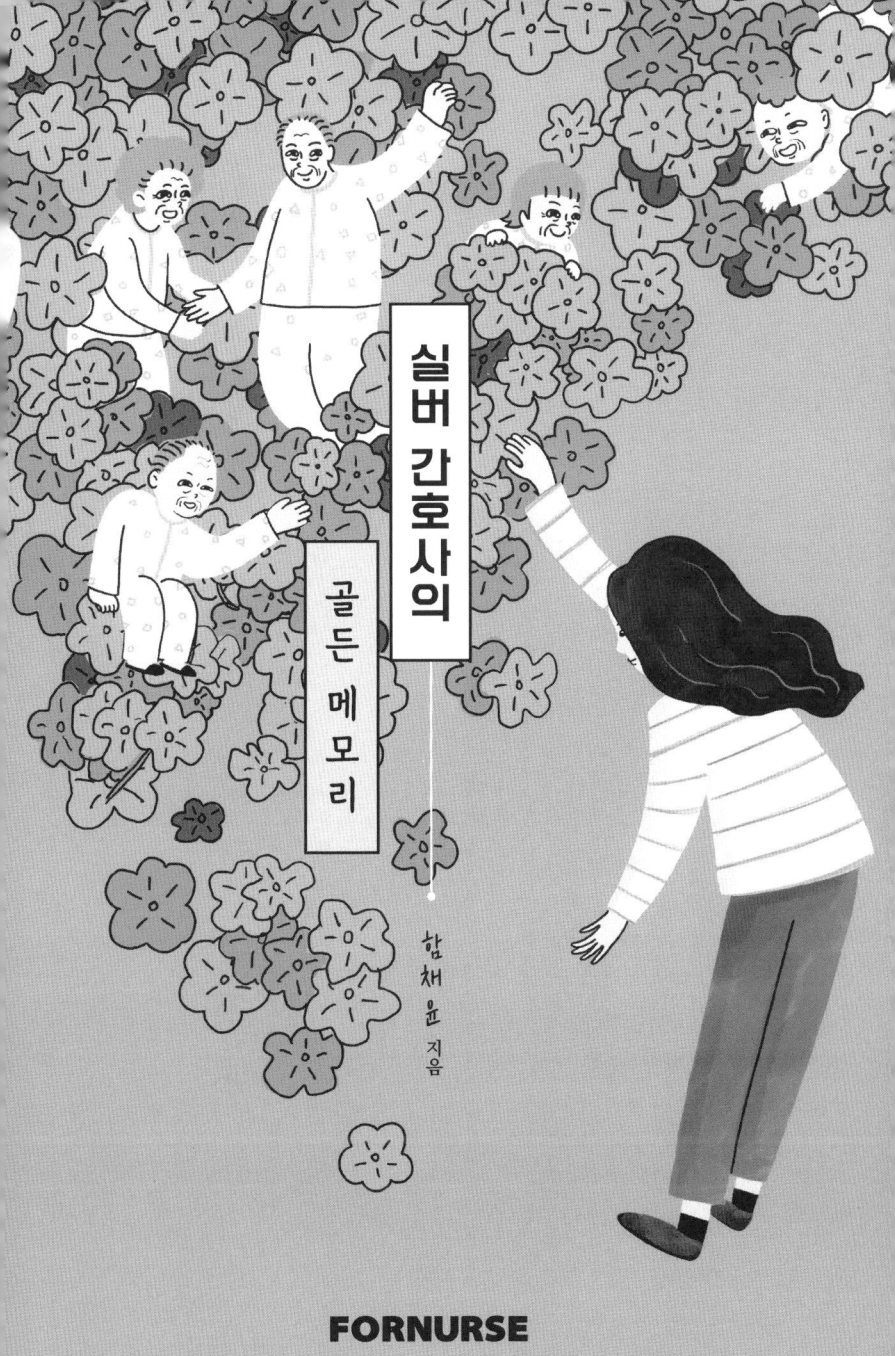

차례

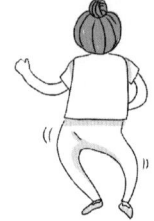

**프롤로그** · 6

**1부**
# 나의 행복

1. 뺨의 꽃 · 12
2. 새파란 사람 · 19
3. 예비 지옥 · 23
4. 행복의 원천 · 31
5. 애원과 소원 · 35
6. 그럼에도 사랑 · 38
7. 모범생 수상식 · 45
8. 간호사 뿌지 · 58
9. 지겨운 삶과 끈질긴 죽음 · 67
10. 플라잉 널스 · 75
11. 웃긴남자 · 81

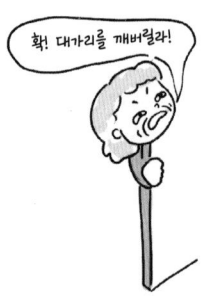

**2부**

## 당신의 마음

1. 도망과의 타협 • 94
2. The antifragile kids • 105
3. 이기적 행복 • 111
4. 띵동! 선물입니다! • 118
5. 간호선생 박탈 • 124
6. 두려움에 대한 고찰 • 132
7. 달이 뜨면 우리는 • 144
8. 마음 속 비밀 단어 • 150
9. 사랑받기 위해 태어난 사람 • 157
10. 기특한 삶의 마법 • 162

**3부**

## 우리는 가족

1. 밥살밥죽 • 172
2. 과자의 기적 • 179
3. 욕쟁이 깍쟁이 • 190
4. 어른이 된다면 • 197
5. 망각을 위하여 • 202
6. 4호실 딸바보 • 209
7. 베프 현준 • 217
8. 치매의 하모니 • 228
9. 얼렁뚱땅 패밀리 • 239

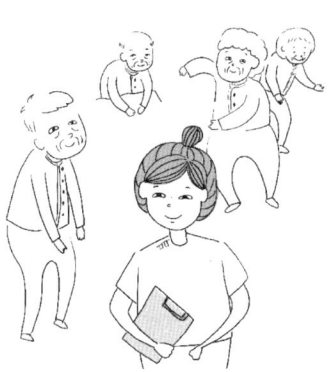

에필로그 • 250

프롤로그

"너는 사는 게 재미있어?"
"아니, 요즘 뭘 해도 재미가 없어."
"나도. 어떤 감정도 느껴지질 않아. 이대로 미쳐버리면 어쩌지?"

 돈 없는 학생 때부터 나와 내 친구들은 정말 떨어지는 낙엽에도 웃고, 웃다가 배 아파서 울기도 하고, 그 모습이 우습다며 서로 또 배꼽 잡고 웃는 시간들을 보냈다. 그 시절을 생각하면 우리가 무슨 이야기를 나눴는지 기억나지 않더라도 그때 우리의 웃음소리만큼은 아직도 생생하게 들려오는 것만 같다. 지금 다시 생각해 보면 그 시간들을 함께해 준 친구들이 있었다는 것이 얼마나 감사한 일이었는지. 우리는 더 잘하고 싶지만 의지대로 풀리지 않던 공부도, 의미 없다는 것을 알면서도 전년도 대학 입결을 들락날락하며 불안함에 시달리던 시간들도 이제는 그마저도 추억이 되어버린 우리들의 찬란한 어린 날을 놓아두고 이제는 각자의 길을 걸어나가는 어른이 될 준비를 해왔다. 그러나 '우리'라는 이름으로 나의 불안함과 연약함을 부족함 없이 안아주던 친구들 틈의 둥지에서 벗어나 오롯이 서서 나아가는 '나' 자신이 될 때 비로소 마주한 '나'는 도대체가 어떤 사람인지 알 수가 없었다. 나는 내가 어떤 사람인지 잘 알고 있다고 생각했는데, 홀로 선 나는 아무런 창과 방패도 없고, 웃음도 없는 사람이 되었다.

가족 중에 요양병원에 입원한 구성원이 없어서 뉴스에서나 보던, 혹은 간혹 지인으로부터 듣던 요양병원의 이미지는 칙칙하고 냄새나고 재미없고 죽는 날만 기다리는 환자들이 가득한 버려진 곳이었다. 작년의 나와 잘 어울리는 것 같다는 생각을 했었다. 환자가 아니라 간호사로 들어왔지만 입사 후에도 의욕 없이 우울해하는 환자분들에게 동질감을 느끼는 나날이 많았다. 우리는 세대를 넘나드는 나이 차이에도 불구하고 서로의 마음을 이해할 수 있었기에, 너무 급하거나 느리지 않은 속도로 자연스럽게 한마디 한마디 우리의 이야기를 늘려나갔다. 처음에는 죽고 싶다는 이야기만 했는데, 그다음엔 외로우니 같이 있어달라는 이야기를 하고, 어느 날에는 사랑하는 사람들에 대한 이야기를 나누고, 나중에는 사랑한다는 이야기를 주고받았다.

할머니, 할아버지, 그리고 이런저런 각자의 이유로 입원해 있는 많은 환자분들의 힘없는 아우성만 가득할 줄 알았던 이곳에도 우정이 있고, 사랑이 있고, 행복이 있었다. 오만하게도 사는 게 더 이상 재미없다며 죽음을 결심했던 꼬마 간호사가 오히려 환자분들에게 위로를 받고 삶의 활력을 찾을 수 있었던 하루의 기억들을 기록한 이야기를 이렇게 펼쳐놓고 보니 내 삶에도, 이곳 환자분들의 삶에도 웃음이 점점 묻어나는 게 보이는 것 같아 신기할 따름이다. 지겨울 줄만 알았던 나의 삶을 다독여주고 함께해 주신 나의 또 다른 형태의 가족들에게 내가 물질적으로 부족함 없이 도와줄 수는 없겠지만, 진심으로 그들의 마음 또한 행복으로 가득 차기를 온 마음을 다해 바라고 바란다. 이 글을 읽고, 우리의 삶을 엿본 누군가가 여유로운 아침식사를 즐기는 어느 주말, 문득 우리들을 떠올리며 사랑하는 나의 그들을 위해 기도 한마디 읊조릴 수 있었으면 좋겠다. 그리고 서로 알지는 못하더라도 어딘가에 어느 시간에 최선을 다해 삶을 살아나가는 우리와 같은 사람들이 있다는 이 사실이 언젠가 당신이 허기진 외로움을 느끼는 날 따스한 위로가 될 수 있기를 바란다.

2023.9

함채윤

# part 1. 나의 행복

1. 뺨의 꽃
2. 새파란 사람
3. 예비 지옥
4. 행복의 원천
5. 애원과 소원
6. 그럼에도 사랑
7. 모범생 수상식
8. 간호사 뿌지
9. 지겨운 삶과 끈질긴 죽음
10. 플라잉 널스
11. 웃긴남자

### 뺨의 꽃

 벌써 우리 곁을 떠난 지 칠 년 하고 반이나 훌쩍 흘러가버린 할머니가 보고 싶다. 할머니의 깡마른 몸을 꽉 껴안을 때 우리 사이에 느껴지는 작은 빈틈과, 그 빈틈 사이로 느껴지는 온기, 축 늘어난 가죽을 이리저리 주무르는 감촉과, 나를 못 알아보는 듯한 눈동자를 빤히 쳐다보며 "나 할머니 손녀딸!"이라고 일러주던 시간들. 나는 이 모든 시간들을 마치 보석을 가슴에 세게 박아다 놓은 것처럼 빠지지도 헐거워지지도 않은 채 이따금 햇빛이 슬쩍 비추고 갈 때마다 시리도록 그리워한다.

하얀 병동 벽, 창문 아래 우리 외할머니를 빼다 박은 할머니는 혼자 모든 조명을 다 받고 있는 것처럼 언제나 눈이 반짝거린다. 눈을 감을 때마다 아슬아슬하게 고여있는 눈물이 끝내 흐른 적은 없었지만, 할머니는 내가 고인 눈물을 휴지 끝으로 톡톡 닦아주는 것과, 큰 눈곱덩이를 떼어 보여주는 것을 좋아하신다. 가끔 물리치료받으러 휠체어 타고 이동하는 시간 빼고는 하루종일 침대와 한 몸이 되어버린 우리 할머니, 조금이라도 운동시켜드릴까 싶어 하이파이브 힘차게 치는 방법을 알려드렸다.

사실 방법이랄것도 없다. 할머니가 한번 하이파이브를 하실 때마다 "할머니! 조금 더! 조금 더 세게!" 하면 조금씩 손을 치는 세기가 강해진다. 하이파이브를 세게 칠수록 할머니의 입꼬리가 배시시 올라간다.

"할머니 힘 좋으신데요?"

할머니는 하이파이브 힘이 좋다는 말과 우리 외할머니 닮았다는 말을 좋아하신다. 왜인지는 모르겠다.

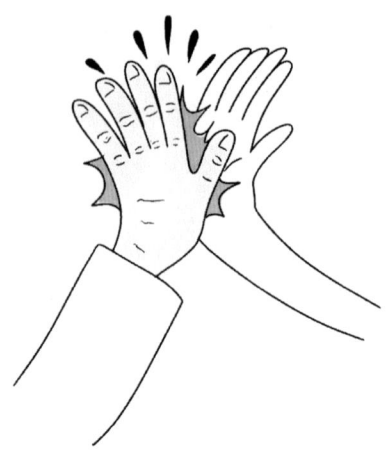

"할머니는 우리 외할머니 닮았어요. 우리 할머니도 엄청 고우셨는데, 할머니도 너무 고우셔요."

내가 할머니 이야기를 하면 할머니는 손주 이야기를 했다.

"우리 손주가 할머니 보고 싶다고, 할머니 보고 싶어요~ 전화했어. 코로나 때문에 못 만나고 있는데…"

이야기를 하는 동안 할머니는 나의 할머니가 되어주셨고, 나는 할머니의 손주가 되어드렸다.

처음 병원에 입사하고 한동안은 죽겠다며 약도 싫다, 주사도 싫다 그냥 죽게 내버려 두라던 할머니였다.

"늙으면 죽어야지. 간호사 나 확 죽는 주사 좀 놔줘."

아 이럴 땐 어떻게 대처해야 하지…

"그런 약 없어요… 할머니 안 아프고 건강하셔야죠."

더 이상 해드릴 수 있는 말이 없었다.

"살만큼 살았어."

나는 뭐라 대답해야 했을까. 그때까지만 해도 나는 이 질문에 대답할 수 있는 사람이 아니었다. 나도 퇴근하고 침대에 누워 '살만큼 산 것 같다. 지겹다. 언제 죽나.' 이런 생각만 하고 누워있었으니, 내 마음을 대신 얘기하는 할머니의 말 한마디 한마디가 가슴을 뜨끔하게 했다. 어떻게 죽어야 할까 수도 없이 시뮬레이션을 해서 당장 내일이라도 눈뜨면 죽어있을 것만 같은 느낌이 들었다. 나는 어디서부터 잘못된 걸까. 내가 사랑하는 사람들은, 영원히 함께하고 싶은 사람들은 천국에서 다들 만나는데, 나만 외롭게 다른 세상에 갈 것만 같아서 할머니가 유독 더 그리워지는 밤이었다.

"손이 왜 이렇게 차가워"

하루, 이틀, 일주일, 한 달… 시간이 지나고 어느 날인가 할머니가 먼저 떨리는 손을 내밀어 시린 내 손을 꼭 잡아주셨다.

"손 씻고 왔어요. 밖에도 엄청 추워요. 할머니 손은 따뜻하네요. 좋다…"

얼마 만인가 피어난 웃음은 할머니의 두 뺨에 곱게 물들어 이내 눈가와 콧잔등까지 퍼져나갔다. 뺨에 피는 꽃은 어느 계절의 꽃보다도 아름다워서 겨울바람이 차게 불어와도 당신 보는 내 마음은 온전히 봄의 향기로 그득히 차오르는 것만 같았다. 손에서부터 시작된 따뜻한 온기가 마음까지 스며들었다. 내 욕심으로 생각해 보자면, 어쩜 먼저 가신 우리 할머니가 우리 손녀 가슴 시리게 살지 말라고 당신 뺨에 꽃을 피워 보냈는지도 모른다. 오늘도 당신의 발그레한 두 뺨을 보니 할머니 계신 곳은 벌써 봄이 왔나 보다.

  봄이 지나 여름이 온다. 뺨에 피는 꽃은 봄이 가도 여전히 고운 빛깔이 맴돌고 있었다. 여름, 따사로운 토요일 오후, 주말의 특별함이라곤 없는 우리는 종종 꽃향기가 나는 샴푸 냄새를 따라 눈을 감고 풀이 무성한 꽃밭을 상상하곤 한다.

  난간을 잠시 내리고 혹여나 내 머리가 닿는 할머니의 가슴팍이 무겁지는 않을까 발끝에 힘을 싣고 걸터앉아 머리를 기대 누웠다. 할머니는 삐져나온 내 잔머리를 쓸어 넘기고 뒤통수를 내 얼굴만 한 손으로 쓸어내리며 웃으셨다.

  "머리가 다 못쓰게 됐어."

  2달 전 괜히 스트레스를 머리에 푸는 바람에 5시간 동안의 고통을 참아내고 머릿결을 잃었다. 머릿결을 잃은 것에 대해서는 나보다 할머니들이 더 아까워하셨다.

  "맞아요. 탈색 괜히 했다 그쵸. 개털 같아요."

  "그래 딱 맞다. 개털!"

할머니는 적합한 단어를 찾아 속이 뻥 뚫린 사람처럼 신난 표정을 보이셨다.

"여기 할머니랑 같이 누워서 낮잠 자고 싶다."

"여기 와서 누워."

할머니는 오른손으로 왼쪽 침대의 빈 공간을 톡톡 치셨다.

"내가 숨겨줄게."

"할머니 옆에서 자면 숨겨줄 거예요?"

"못 봤다고 할게!"

"오, 그래도 다 보일걸요!"

할머니랑 나는 키득키득 웃으며 내 뺨과 할머니의 손등을 두 마리 고양이같이 비비댔다.

○ ○ ○ ○ ○
## 새파란 사람

 날이 좋다. 하늘이 높고, 바람이 선선하다. 날씨가 좋은 날 새파란 하늘을 보고 있자면 텅 빈 위의 공간이 점점 더 넓어지는 것 같다. 배고프진 않은데, 아 위가 넓어지는 게 아니라 마음이 비워지는 건가. 저 하늘을 남김없이 다 삼켜버릴 수만 있다면 얼마나 좋을까. 마음 가득히 빈틈없이 파란 사람이 되고 싶다. 새파란 사람이 되면 나도 나를 당신만큼 사랑할 수 있을 텐데.

 수면제가 다 떨어질 것을 알고 있었는데, 그날은 유독 피곤했으니까 금방 잘 수 있겠지 하고, 병원 가는 건 다음

날로 미뤘다. 눈도 아프고, 머리도 아픈데 자꾸만 무서운 그림들이 감긴 눈앞을 맴돌아 숨이 막혔다. 그래도 살아야 하는 수많은 다짐들이 서러워졌다. 이른 아침부터 얼굴을 닦아내며 오늘 하루 망했구나 생각했다. 그런데 하늘이 파랗다. 하늘이 푸를수록 마음은 이상해진다. 하늘을 통째로 삼켜버리고 싶다. 비가 오면 흐려지고, 해가 뜨면 환해지는 그 투명함까지도. 투명함을 조금 다르게 바꿔 말하면 깨끗함일 테니 하늘을 삼킨 나의 마음도 깨끗해질 것 같다.

"할머니 저 왔어요."

바랜 시간들과 함께 색이 빠진 할머니의 회백색의 홍채가 빛을 받아 잠시 나를 담아주었다.

"잘 주무셨어요?"

주름진 입과 뺨이 슬며시 올라갔다.

"고마워."

"뭐가 고마워요?"

"다 고마워."

"나도 고마워요."

아플 때도 힘들 때도 사람만 보면 늘 웃기만 하던 얼굴에 그림자가 드리워졌다.

"얼른 죽었으면 좋겠어."

"왜요?"

"너한테 신세 끼치기 싫어서"

"나는 할머니가 있는 게 좋아요."

할머니 귓속에 몰래 비밀을 말해드렸다. 할머니가 먼저 알고 계셨던 비밀이지만 오늘은 내가 먼저 말하고 싶었다.

"I love you"

할머니는 눈을 아주 천천히 깜박거리며 입을 반달모양으로 웃어 보였다. 반달 사이로 빨간 입속이 보였다. 할머니의 피부는 조금 차가웠다. 구름 한 점 없는 날의 하늘색 온도랑 똑 닮았다. 할머니의 마음은 직접 보지 않더라도 새파란 마음인 것이 틀림없었다. 새파란 날에는 꽃이 핀다.

하루하루 날이 따뜻해지면서 꽃이 피고 지고 또다시 피고, 하늘은 파랗다. 여전히 불안하고 알 수 없는 것 투성이에 때론 지겹고 지루한 삶이 서러워서 하늘을 통째로 삼켜 처음부터 끝까지 새파란 삶이기를 바라지만, 그럼에도 내 이런 삶까지도 온통 아름답다는 당신을 생각한다.

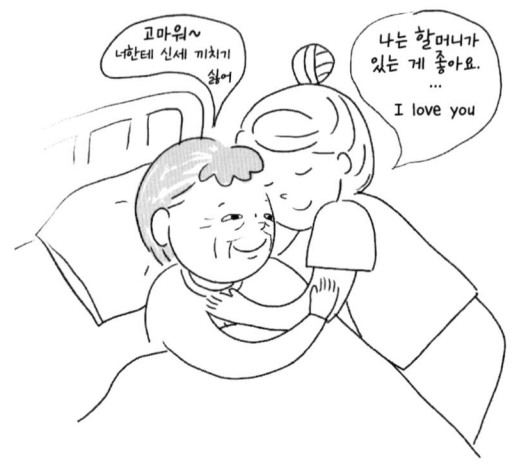

## 예비 지옥

'아-지겨워, 따분해, 재미없어, 심심해'

햇살인가? 아니야. 뜨겁지 않은데 조명인가? 눈을 아무리 질끈 감아도 자꾸만 찔러오는 조명은 피할 수 없었다.

'아니야 멍청아. 지루해 죽을 뻔했네, 하마터면 하루새 두 번씩이나 나를 죽일 뻔했어'

가슴에 엉켜있던 뭉텅이들이 우수수 씻겨나가는 느낌이 들었다. 오 다행이야. 나는 죽었구나. 안도감과 함께 스멀스멀 불안감이 덮쳐왔다. 여기서부턴 복불복에 맡기고 숨을 멈췄다. 어떤 목사님은 자살을 하면 무조건

지옥에 간다고 하셨고, 어떤 목사님은 죄의 판단은 신의 것이니 자살한 사람이 천국에 갈지 지옥에 갈지 우리가 판단해서는 안된다고 하셨다. 어쩌면 우리의 신은 생각보다 더 온화하셔서 나를 천국으로 데려가 주실지도 모른다고 생각했다.

'남의 얘기를 듣는데 영 소질이 없는 사람이군.'

뿌연 매연연기처럼 거슬리는 소음들이 점점 잦아들고 목소리가 선명하게 들려왔다.

'누구지…?'

'신. 내가 만약 신이라면 살려달라고 빌기라도 할건가? 물어보고 싶은게 많을텐데 딱 하나만 대답해 줄게.'

내가 지금 입 밖으로 말을 했던가? 어떻게 내 생각에 대답을 하는 걸까. 그래 당신 말대로 신인 거야. 전지전능한. 질문 하나. 신은 사실 그리 넓은 마음을 갖고 계시지 않을지도 모른다. 나를 왜 만드셨는지, 내가 왜 살아야 하는지, 내 삶에 가치가 있긴 한 건지, 아무렴 이제 모두 쓸모없어진 질문들이다.

'제가 안쓰럽지 않으셨어요?'

'네가 안쓰럽냐고? 넌 자기 연민이 너무 심해. 그런데 나까지 널 가여워할 필요는 없지 않나?'

'... 알아요.'

'작년에 기억나? 그 상담 선생이랑 얘기할때마다 손가락 벌벌 떨던거. 거기서 그만 살고 싶다고 애원하면 그 사람이 죽여주기라도 할 줄 알았니? 아하하하하하 너무 웃기지 않아? 거기서 닭똥 같은 눈물 흘리는 꼴이 진짜 사춘기 청소년인 줄 알았다니까?'

가슴속에서부터 열이 타올라 얼굴이 터질 것만 같았다. 아… 웃음소리가 거슬린다. 악마가 분명하다. 나는 이미 지옥으로 온 것일지도 모르겠다.

'너무 심각해지지 마. 나는 너야.'

'그게 무슨 말이야'

'네가 이런저런 생각할 때, '이런' 존재가 될 수도, '저런' 존재가 될 수도 있는 네 모든 생각의 집합체. 널 즐겁게 해 줄

사람도 상처 줄 사람도 결국 너밖에 없어.'

'… 그럼 지금 난 혼잣말 하는 거네.'

'뭐 어느 정도 이해가 됐나 보다? 그렇다고 봐야지.'

'내가 미친 건가?'

'글쎄 여기 미치지 않은 사람도 있나?'

얇은 벽 사이를 돌아 헐거운 바퀴들이 덜그럭 거리는 소리가 가까워졌다.

"혈압 재요."

팔이 털썩 올라갔다 내려가더니 무심하게 올라가는 자동혈압계와 함께 귀를 후비는 체온계 소리에 씻겨나갔던 뭉텅이들이 다시 야금야금 가슴속을 좀먹는 것만 같았다. 옆에선 치매 노인이 바늘 꽂는 간호사에게 "이 잡아먹을 년아! 아파! 아프다고!" 소리치고 있고, 끝내 받아들여야만 했다. 나는 아직 죽지 못했구나. 떠나고자 했던 나는 어쩌면 영영 요양병원에 갇혔구나. 내가 먹고자 하지 않아도 일용한 양식과 가루가 된 여러 약들이 물에 섞여 콧구멍을 통에 위로 흘러들어 왔고, 내가 살고자 하지 않아도 점점 떨어지는 혈압을 붙잡아 올려놓고, 왔다 갔다 하는 산소포화도 숫자에 산소를 들이부었다. 어렴풋이 보이는 흰 벽을 뚫어져라 보고 있자면 분주한 간병사가 "아이고 오늘은 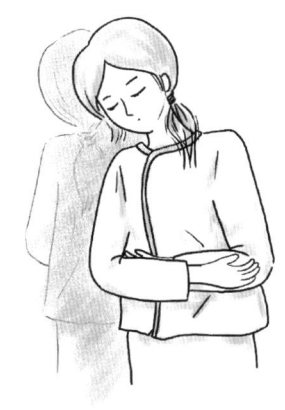 눈 좀 뜨셨네~" 하며 자꾸만 말을 걸어서 그냥 눈을 감고 자는 척을 했다. 기분이 썩 좋지 않다. 뭉개진 변이 대충 닦인 듯 가렵고 얼얼한 엉덩이도, 기저귀 찬 노인네 오줌 지린 냄새도 적응하고 싶지 않았다. 하루만, 하루만 마음대로 움직일 수 있다면 완벽하게 죽어줄 텐데. 화가 올라오다가도 침상에 형편없이 널브러져 있는 내 신세에 다시 모든 것을 포기하는 연습을 했다.

'넌 죽는 게 쉬운가 봐? 떨어질 때 무섭지 않았어?'

part1. 나의 행복

'쉽진 않더라. 쉬웠으면 내가 이러고 누워있겠어? 난 두려울 게 없었어. 한 발자국만 내딛으면 비상하거나 낙하하는 거였지. 나는 믿었어. 내가 비상하리라고. 그러니 세상살이보다 쉬운 선택 아닌가?'

'죽으려고 떨어진 거잖아. 그게 어떻게 비상이냐? 자살이지. 한심하긴.'

'죽어서 하늘에 가는 것도 비상이라고 생각해.'

'웃기다. 죽었으면 올라가서 우주 미아 됐겠다 너.'

'… 우주 말고 천국. 천국 가면 안돼? 난 지옥 가기 싫어'

'어떻게 가는지 모르잖아'

'그럼 어떻게 해야 해?'

'넌 이미 틀렸어. 나, 아니 우리는 이미 지옥에 와 있는 거야. 지옥에 설마 불구덩이만 있겠어? 신은 아셨던 거야. 네가 제일 싫어하는 게 뭔지'

'그게 뭔데?'

'지겨운 거.'

'지겨우면 숨이 막히니까…'

'내가 네 변명을 들어줄 필요는 없지. 지금은 그냥 쉬고 싶어. 그뿐이야 생각하는 것도 숨 쉬는 것도 귀찮아. 그러니까 말 걸지 마. 아니 생각도 하지 마 나는 아무것도 아닌 존재로 부유하다가 죽을 테니까.'

'… 징그러운 년. 먼저 말 걸었잖아. 네가 죽었으면 좋겠어.'

샤워하는 날이 돌아왔다. 마지막으로 물에 흠뻑 젖어본지가 언제였던가. 시원하게 물줄기가 바닥을 치는 소리에 바짝바짝 마른 입술이 부러운 듯 옴짝달싹했다. 아주 살짝 스치듯 비누향기도 나는 것 같았다.

'아아-어쩜 이대로 녹아내려 사라지고 싶을까'

일주일에 한 번 까맣게 때탄 자국을 지우듯 겨우 문질러대는 목욕이라는 행사치례에 피부는 온통 개기름으로 번들번들거리고 살은 쫙쫙 늘러 붙어 때깔 좋은 돼지비계 같았다.

'나한테 냄새나는 것 같아'

'여기 있는 사람들 다 냄새나'

'내가 제일 심한 것 같다고'

'당연하지 넌 걸레로만 슥슥 닦는 게 전부니까'

'누가 실수로 나 안 죽여주나?'

'그러게 이왕 비상하는 거 멋있게 좀 더 높은 곳에서 떨어지지 그랬어'

그러게… 그러게 좀 더 높이 올라가 볼걸, 좀 더 높은 곳에서 비행해 볼걸, 저 위에서 떨어지는 물줄기에 시원하게 머리 감고 싶다. 아아 조금 더 견뎌볼걸, 하루만 더 살아볼걸. 펑펑 울어볼걸, 마음이 조금 편해졌을 수도 있었을까. 향기로운 사람이 되고 싶다. 이젠 다 소용없겠지만… 그렇지?

## 행복의 원천

"선생님 제가 이렇게까지 살아야 하는 이유를 모르겠어요. 삶의 의미가 없는 것 같아요."

심리 상담 선생님이 물었다.

"채윤님은 그럼 어떨 때 삶에 의미가 있다고 생각하시나요?"

"누군가 저 때문에 행복해하고 재미있어할 때요."

"그럼 누군가가 채윤님 때문에 행복하지 않다면 그건 가치 없는 삶인가요?"

"그렇지 않을까요? 저는 누군가에게 제가 행복의 이유였으면 좋겠어요. 그럼 저도 행복할 것 같아요."

나는 조금 욕심이 많아서 누군가의 행복의 이유가 나였으면 좋겠다고 항상 생각했었다. 그러다 얼마 전 너와 이런 대화를 나눴다.

"너는 요즘 어때? 행복해?"

"응, 그런 것 같아. 행복해."

"음 조금 거만한 생각일 수도 있지만, 나는 네가 행복한 이유가 내가 아니었으면 좋겠어."

"왜?"

"행복을 나한테 의지하면 네 마음이 공허할 것 같아서. 너 자신한테 행복의 이유가 있는 거면 좋겠어."

너는 그 말을 소중하게 받아 적어 둔 나에게 그게 그렇게 분위기 있는 대사는 아니었던 것 같은데… 라며 의아해했지만, 비로소 나는 누군가에게 온전한 행복을 빌어 주는 마음이 어떤 모양인지 알 것 같았다. 하지만 내가 다른 사람들에게 온전한 행복을 빌어 주는 사람이 과연 될 수 있을지에 대해 한참을 생각해 봤는데, 나에겐 쉽지 않은 과제가 될 것 같았다.

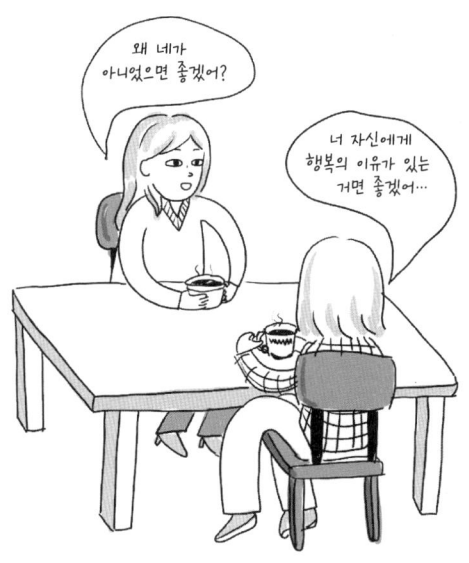

 요양병원에 근무한 지 6개월에 접어들면서 나는 우리 병동에 완전히 스며들었고, 우리는 굳이 말하지 않아도 언제 심심한지, 언제 피곤한지, 언제 우울한지, 언제 화가 났는지 어느 정도 알 수 있게 되었다. 어쩌면 가족보다도 더 많은 시간을 같이 보내고 있으니까. 내가 그들에게 가끔이라도 행복의 이유가 되고 있기 때문에 내가 행복하게 일할 수 있는 거라고 생각한다. 그들은 내 삶을 가치 있게 만들어주고, 나는 그런 그들에게 언제나 감사할 뿐이다.

온전한 행복. 내가 이곳을 떠나게 되면 그들은 어디서부터 행복을 얻게 될까. 그리고 나는 어디로부터 행복을 느껴야 할까. 이제 이곳에서의 생활도 얼마 남지 않았다. 최선을 다해 준비했던 대학병원의 웨이팅 순번이 점점 다가오고 있다. 이곳 환자분들은 치매 노인이 대다수라 어쩌면 그들의 기억 속에서 나는 스쳐 지나가는 간호사로 금방 잊힐 수도 있겠지만, 나는 한분 한분 기억에서 놓치지 않고자 한다. 그래서 무작정 글로 우리들의 이야기를 남기고 있는 것일지도 모른다. 옆에 있지 않아도 그들이 그곳에 있다는 것을 내가 알고, 기억하고, 기도한다면 멀리서라도 그들의 행복이 되어줄 수 있지 않을까. 내 욕심이지만 만약 그렇다고 한다면 멀리서라도 나는 행복한 사람으로 살 수 있지 않을까.

## 애원과 소원

퇴근하기 전에 하는 인사가 마지막 인사가 될지도 모른다. 나는 퇴근하기 전마다 할머니가 마음대로 하실 수 없을 일에 대해서 약속해 달라고 애원한다. 어떤 대답을 들어야지만 그제야 집으로 발걸음이 옮겨진다.

"예쁜이…"

"할머니 잘 자요!"

"응"

"내일 봐요. 알겠죠?"

"그래~"

"내일 꼭 봐요!"

"고마워."

80년이 넘는 세월 동안 할머니는 내가 없는 희로애락 속에서 아름답게 사셨을 테지만, 이곳에서 내가 할머니의 예쁜이로 지내 온 짧은 시간이 하루가 지날수록 더욱 짧게만 느껴져서 조금 슬프고 억울한 마음이다.

비가 추적추적 날리는 날 지하철이 지상철이 될 때 창문을 때리는 얇은 빗줄기는 고무판위에 종이를 대고 마구 그은 칼자국 같다. 그게 하도 많아서 창문에 비친 사람들까지도 쓰리고 아파 보였다. 막상 맞으면 그리 차지도 않고, 아프긴커녕 간지럽기만 한 빗줄기 일 텐데. 마음이 억울한 날에는 세상이 그렇게도 아파 보인다.

조금 이기적이고 철없는 어린애 투정 같은 거 나도 알지만, 그래도 할머니 내일 또 보자고 오늘도 약속해 주세요. 내일 출근할 때 또 예쁜이 왔냐고 웃어주세요. 그럴 때 나는 살아있음에 감사함을 느껴요. 그런데 만약에, 정말 만약에 약속을 못 지키는 날이 온다면, 그때는 햇살 반짝이는 따뜻하고 향기로운 곳에서 행복하시다가 제가 할머니 다시 만나는 날, 지금처럼 예쁜이 왔냐며 반겨주기로 약속해 주세요. 그러면 아무리 힘든 일이 있어도 "예쁜이가 왔네~ 아이구 예뻐라~"하고 반겨줄 할머니 생각하면서 행복하려고 노력하며 살 수 있을 것 같아요.

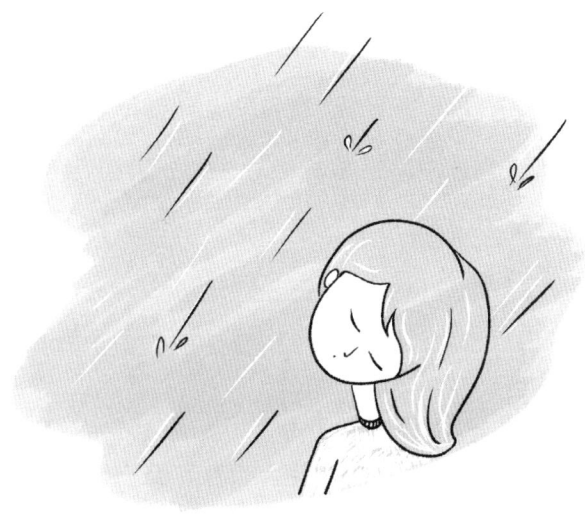

○ ○ ○ ○ ○ ○
### 그럼에도 사랑

"가족이라는 게, 사실은 별거 없어. 옛날에는 같은 지붕아래에서 같이 밥 먹고, 같이 잠들면 그게 가족이었지." 교회에서 다 같이 조금 먼 나라로 단기선교를 갔을 때 목사님께서 말씀하셨다. 짧은 선교기간 동안 생긴 가족의 든든함을 배로 얻고 와서 그런가 한국으로 돌아오고 한참 동안 이 말은 내 마음 어느 한구석에 자리 잡고 있었다.

다시 일상으로 돌아와 여느 때와 같이 요양병원으로 출근을 했다. 모두가 잠든 요양병원의 밤은 참 적막하다. 퇴근할 때까지 오늘 있었던 일을 숨기고 있기에는 마음이 너무 저릿했다. 환자마냥 조용하던 폰을 켜 카톡을 보낸다.

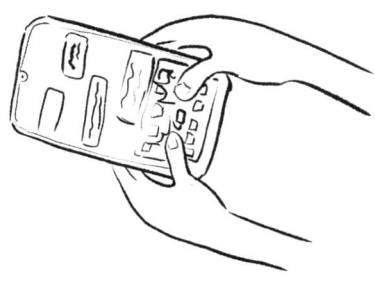

나 오늘 엄청 감동적인 일 있었어

무슨 일인데?

엄청 쇠약하신 할머니 계시는데, L-tube나 C-line 같이 몸 밖으로 나온 줄이란 줄은 자꾸 빼려고 하셔서, 얼마 전까지 손 억제대 하고 계셨거든… 지금은 라인 다 제거해서 억제대 안 하시지만

어쨌든 그래서 할머니가 맨날 눈 마주칠 때마다 손 좀 풀어달라고 슬픈 눈 하고 계셔서 매번 '죄송해요…' 이러고

조금씩만 느슨하게 해 드리고 그랬었거든

할머니가 한마디 한마디 되게 힘겹게 하시는데 나 밉다고 겨우 말하시는 거 듣고 너무 미안해서 한동안 할머니랑 눈 제대로 마주치고 얘기 못했었는데

오늘 할머니 괜찮으신지 보려고 오랜만에 손잡으면서 인사했는데, 뭘 말하려고 하시더라고.

너무 속삭이듯 말씀하셔서 못 알아듣고 '뭐라고요?' 다시 되물으니까 간신히 쌕쌕거리시면서

'사랑해'

라고 하셨어…

'저도 사랑해요, 할머니 사랑해요. 고생하셨어요' 겨우 울컥하는 마음 참았는데

내 옷깃 잡으시면서 '너무너무'라고 말하시더라

할머니가 로맨티스트시네, 그 어떤 말보다 로맨틱하다.

다행이야 정말

몇 달 전 "아가씨가 내 옆에 좀 있어줘. 사람이 그리워"라며 사람의 온기가 간절해 보였던 할머니는 내가 곁에서 또 일어날까 또 옷깃을 살짝 붙잡으시며 말했다. "내가 머리끈 사줄게. 너 좋아하는 거" 할머니가 곁에 있어주었으면 하는 머리끈 좋아하는 사람은 누구였을까. 누군진 몰라도 잠시라도 간절히 그 사람의 곁을 원한다는 것은 눈을 보면 알 수 있었다. 우리 엄마, 아빠도 나랑 동생한테 가끔 자기랑 놀자며 이거 해줄게, 저거 해줄게 하시는데… 엄마, 아빠는 딱히 내가 무언가 해주지 않아도 항상 곁에 있을 준비가 되어있었다. 할머니도 그런 분이시지 않았을까.

그날따라 병동은 유독 고요하고, 바삐 움직여야 할 일이 없었다.

"자 어쩔 수 없지! 잠시만 기다려봐요. 다시 올게요!"

내 옷깃을 잡고 있는 할머니의 손을 살짝 내려놓았다. 빠르게 간이 의자를 쇠약하신 할머니와 그 옆에 조금 말이 많으신 할머니 사이에 두고 앉았다.

"이렇게 조금 같이 있을게요!"

할머니에게 내 양손을 하나씩 맡기고, 이런저런 이야기를 했다. 오늘은 별로 안 추운 것 같다던지, 오늘 하루 어떠셨는지, 어제 잠은 잘 주무셨는지.

"어휴 이게 뭐야, 집에 가서 가족들이랑 있어야 하는데…"

내 왼손을 맡긴 할머니가 옅은 한숨과 함께 속상함을 뱉었다. 내가 뭐라고 대답할 수도, 어떤 심정인지 감히 위로할 수도 없었다. 그때 목사님이 말씀하신 가족 이야기가 떠오른 거다.

"어디서 들었는데, 한 지붕 아래에서 같이 밥 먹고, 같이 자면 그게 가족이래요. 여기 우리 다 가족이에요."

할머니가 잠시 생각하시는 듯하다가 옅은 웃음을 띄우고, 나 한번 옆에 가만히 듣고만 있던 할머니 한번 보시고는 대답하셨다.

"그래 맞지… 그 말이 맞아. 옛날에는 다 가족이었어."

"저희 가족사진 찍을까요?"

자세를 고쳐 앉아 팔을 앞으로 쭉 내밀어 폰을 45도 각도 위로 들었고, 할머니들도 카메라 화면을 빤히 응시하셨다.

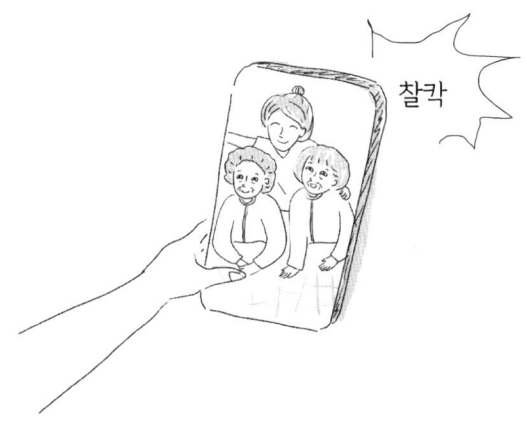

할머니들은 우리의 가족사진을 아주 마음에 들어 하셨다. 사람이 그립다던 할머니도 더 이상 내 옷깃을 붙잡지 않으셨다. 그리고 나에게는 한 가족이 또 생겼다.

하지만 아무리 가족이라고 해도 언제나 행복하고 좋을 수만은 없었다. "사랑해"라며 옷깃을 잡으신 할머니의 혈관은 너무 얇고, 약해서 금세 터지고, 막혔다. 어쩔 수 없이 반대 팔에 수액을 연결하려는데, 할머니가 안간힘을 쓰며 하지 말라고 손등을 할퀴고 꼬집으셨다. 밥도 제대로 못 드시면서 어디서 그런 힘을 내시는 건지 있는 힘껏 손톱 끝으로 내 손등을 꼬집어대고, 상처 내려는 할머니가 조금 미워질 것 같았다. '환자니까, 내가 저 상황이었어도 답답하고 화났을 거야.'라며 이해하려 하는 것도 한계가 있었다. 그날은 집에 가자마자 쓰러지듯 누워 잠에 들었다.

하룻밤 자고 일어나니 다행히 마음이 다시 차분해졌길래, 얼마 전 쓴 시의 마지막 문장을 다시 곱씹어 읽었다.

'내일도 사랑하겠다 약속하겠습니다. / 밉다 해도 사랑은 변치 않겠습니다.'

모두가 안 아픈 세상에서 살고 싶다. 사람을 그리워하는 사람들이 없는 사랑이 가득한 세상에서 살고 싶다. 모든 것이 끝끝내 그저 희망으로 그칠지도 모르지만 오늘도 스스로 다짐한 시의 마지막 문장과 새끼손가락을 걸어본다.

## 모범생 수상식

해가 뜨고 저무는 하늘을 요양병원 창문 너머로 보고 있자면 이곳의 사람들이 세상과 어울리지 못한 것이 아니라 세상이 너무 험난해서 이 사람들과 감히 어울리지 않는 것이라는 생각에 문득 잠기곤 한다. 시간이 흐를수록 병원 밖의 사람들, 그리고 세상과 몸도 마음도 멀어지면서 언제나 외로운 마음을 품에 지닌 이들은 투정 많은 떼쟁이 어린아이가 되기도 하고, 초연하게 시간의 흐름을 조용히 따라가는 자연인이 되기도 하고, 다시 초등학생이 된 것 마냥 칭찬 한 마디가 행복한 말 잘 듣는 모범생이 되기도 한다.

상황에 따라 환자분들의 캐릭터가 이리저리 달라질 때도 많지만 내가 맡은 병동에는 대체적으로 모범생 역할을 맡고 있는 3명의 환자분이 계신다.

## 모범생 A의 이야기

아직 모두가 꿈속을 헤매고 있는 새벽 4시 이제 곧 해가 뜨는 게 맞나 싶은 새벽어둠 속에서 A의 하루 일과가 시작된다. A는 조심스럽게 일어나 아직 덜 깬 몸을 풀어볼 생각조차 하지 않은 채 구부정한 자세로 병실을 빠져나온다.

병실 밖으로 나오자마자 보이는 높이가 겨우 정강이 중앙만치 되는 쓰레기통이 바닥이 안 보일 정도로만 차있으면 그날로 쓰레기들은 A의 손에 붙잡혀 복도 중간중간 있는 나머지 두 개의 작은 쓰레기통과 함께 깨끗하게 비워진다.

간호사들 인계 소리가 끝나는가 싶으면 슬그머니 눈치 보던 A는 또 구부정한 자세로 껄렁껄렁 걸어 나와 다음 근무 간호사에게 쓰레기통을 손가락으로 가리키며 말을 건넨다.

"이거 쓰레기통~ 저기랑 저기도 내가 비웠어~"

"어머 진짜요?"

"그래~ 진짜지 그럼~ 내가 아침에 싹 다 비우고 왔어~"

A는 언제나 조금 늘어지는 말투에 자신만만하고 근엄한 표정으로 '쓰레기통 비우기'를 완수했음을 자랑한다.

"와, 어쩜 그렇게 부지런하세요? 안 그러셔도 되는데! 너무 고마워요. 최고다 짱!"

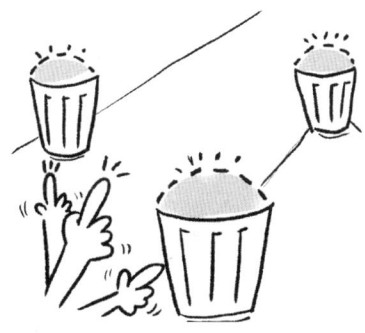

간호사는 이러한 상황이 자연스러운 듯 미소를 띠며 A의 잔뜩 올라간 어깨 높이까지 엄지 손가락을 척 펴보였다.

"아이 참… 별 것도 아닌 것 가지고 그래~"

A는 '쓰레기통 비우기'에 대해 칭찬을 받을 때면 별 것도 아니라면서 괜스레 쑥스러운 입꼬리를 씰룩거린다.

A도 항상 차분하게 쓰레기통만 비우지는 않는다. 같은 병실을 쓰는 환자들이 많아지면 A의 스트레스 지수 또한 날로 배가 된다. 구부정했던 허리가 꼿꼿하게 펴지고 늘어지던 말투는 보초서는 맹수마냥 뾰족해진다.

"아저씨! 그냥 가만히 계시라고요! 그냥 놔둬요 제발! 잠을 못 자겠잖아요!"

"너무 화내지 마셔봐요. 제가 얘기해 볼게요."

"계속 저러니까 잠을 못 자잖아! 다른 데로 보내요 그냥!"

치매 환자가 들어왔다 하면 온갖 신경을 곤두 세우고 예의주시를 하니 간호사들이 어르고 달래 봐도 밥솥에서

증기 내뿜는 연기가 A의 얼굴에서 고대로 피어오르는 것을 막기에는 역부족인 듯 보인다. 새로 들어온 할아버지도 아무리 치매가 심하다지만 자신에게 하는 말인 것은 아주 잘 아는 것 같다. A가 한껏 승을 부리고 나면 제대로 힘주지도 못하는 큰 주먹을 떨궈놓고 자꾸만 "미안해요. 미안합니다." 하고 사과를 하시기 때문이다.

그렇게 승을 한껏 부리고 나서 마음이 좀 편해진 건지, 점점 이 상황에 적응하면서 다시 차분해진 건지 그것도 아니면 불안정한 암모니아 수치가 다시 괜찮아진 것 때문인지 이주, 삼주 정도가 지나고 난 다음부터 A는 다시 모범생 신분으로 돌아왔다. 조금 달라진 점이 있다면, 아무도 시키지 않았는데도 이 병실의 반장이 된 것처럼 책임지고 환자 상태를 간호사에게 보고하고, 식사가 올라올 때쯤에는 가장 먼저 나와 기다리다가 식사카트가 도착하면 다른 환자분들 배식까지 도맡아 한다는 것이다.

하루는 A의 맞은편 대각선에 계신 할아버지가 잠이 안

온다며 밤에 홀로 앉아 어두운 병실을 지키고 계셨는데, 어수선한 대화소리에 깬 A가 혼자 일어나 있으면 뭐 하냐며 할아버지 잘 때 같이 자겠다면서 약한 불을 켜고 자세를 고쳐 앉았다. 이 병실에 A가 있어 다행으로 보인다.


## 모범생 B의 이야기

A와 B는 이 병원에서 만나 몰래 술을 나눠 마시고, 같이 혼나면서 오랜 시간 우정을 다져온 베스트프렌드다.

아무리 술 마시다가 걸려서 여기저기 선생님들한테 한 마디씩 혼나고, 보호자한테 또 한 마디 혼나는 날이어도 보호자가 사다 준 담배를 금세 다 피고 해맑게 들어오는 B는 천진난만한 놀기 좋아하는 중학생 같아 보인다.

"어제 술 몰래 마시다가 걸려서 혼났다면서요!"

"헤헤… 예… 헤헤헤"

"이게 웃을 일이 아니죠!"
"예예. 헤헤헤헤"

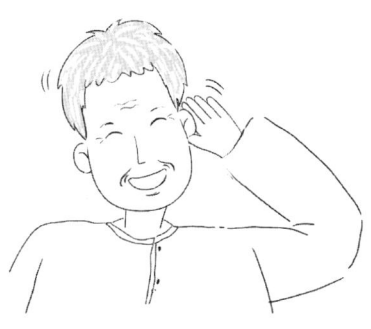

어떻게 하면 이렇게 아무런 걱정 없이 천진난만하게 웃을 수 있을까? 더 이상 얘기하는 건 의미가 없어 보인다. 시종일관 순수한 웃음으로만 대답하니 간호사도 원무과 직원들도 한숨만 늘어갈 뿐이다. 철없어 보이는 B의 웃음소리와는 다르게 얼마 전 간호사가 한 말을 잊지 않고 지키려는 B의 모습을 처음 본 조무래기 신입 간호사는 그 모습이 너무 귀여워 웃음을 참지 못해 큭큭거렸다.

"야, 저기, 저것 좀 가지고 와봐. 나 저것 좀 가져다줘."

"저도 환자예요! 저도 환자라서 환자가 시키는 거 하면 안 된대요!"

"그냥 가지고 와아~! 저기 있는 거 보이지? 그것 좀 갖다 줘봐."

"안 돼요… 저도 환자예요! 그런 거 하면 안 된다고 그랬어요."

사건의 전말은 이러했다. 평화롭게 A와 B 둘만 있던 병실에 속속들이 환자들이 채워지고 자기가 왕인 줄 아는 거만한 할아버지 한 분도 들어오셨다. 할아버지는 병원 생활에 빠르게 익숙해지기가 무섭게 같은 병실을 쓰는 환자들 중 자유롭게 걸어 다닐 수 있는 A와 B에게 당연하듯 심부름을 시켰고, 착하게도 시키는 일을 그대로 하던 A와 특히 B는 거만한 할아버지에게 이름마저 불리지도 못하고 '야', '너'라고 불리면서도 한마디 하지 않으셨다. 이게 그들에게는 혹시 화나는 일이 아닐 수도 있지만, 간호사들의 생각은 도움 필요한 일이 있으면 간호사나 간병인한테 얘기해야지 같은 환자에게 시키면 어떻게 하냐는 거였다.

할아버지의 고집은 굵다란 나무의 뿌리와도 같아서 날이 갈수록 더욱 거만해 지기만 했다. 그래서 어느 날 한 선생님이 B를 조용히 불러 이 얘기를 한 거다.

"당신도 환자야. 환자가 환자 심부름을 하면 어떻게 해! 저 사람이 시키는 거 하지 마요. 당신도 환자예요. 알겠어요?"

"네. 헤헤 알겠습니다. 헤"

평소처럼 어물쩡한 대답에 잊고 지나칠 줄 알았는데, 어떻게 거절할까 난처해하면서도 거만한 할아버지의 심부름을 야무지게 거절하는 소리에 무슨 일이 있었던 건지 하루 종일 굳어 있던 조무래기 간호사의 무서운 표정이 스르륵 풀리며 퇴근길 마저 가벼워진 듯 신나 보였다.

## 모범생 C의 이야기

"선생님!"

"선생님!"

"네, 잠시만요!"

"선생님!"

"선생님!"

"네~ 왜요?"

"선생님!"

"네, 왔어요! 왜 부르셨어요?"

"다 들어갔어요!"


C할머니는 누군가 옆으로 올 때까지 간호사를 찾는 이유를 알려주지 않는다. 그저 "선생님!" 하고 꺼지지 않는 알람소리처럼 선생님을 부르며 간호사를 기다린다. 수액을 맞는 날이면 C의 눈은 오직 챔버에 고정되어 있다. 방울방울

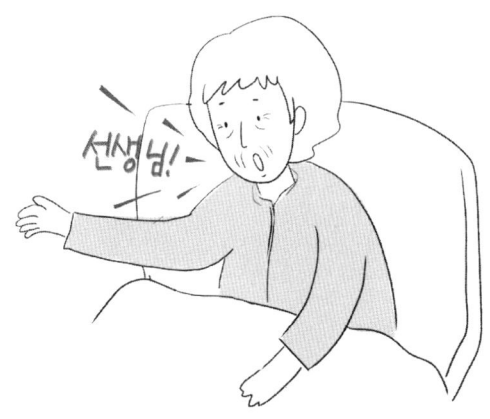

잘 떨어지는지, 너무 느리게 떨어지지는 않는지 한 방울 한 방울을 감시한다. 수액이 쭉 들어가 끝날 때쯤이면 간호사가 굳이 시간 확인하고 갈 필요도 없이 C할머니가 쩌렁쩌렁한 목소리로 바로 알려주신다.

"선생님! 다 들어갔어요!"

"이걸 계속 보고 있었어요? 완전 모범생이네 모범생!"

또박또박 얘기하면서 큰 눈망울을 동그랗게 뜨고 있는 모습을 보자면 노란 가방이 잘 어울리는 유치원생처럼 보인다. 이곳이 유치원이었다면 C유치원생은 명랑한 인기쟁이 반장을 도맡아 했을 것이 틀림없다.

"선생님!"
"선생님!"
"네, 잠시만요!"
"선생님!"
"선생님!"
"네~ 왜요?"
"선생님!"
"네, 왔어요! 왜 부르셨어요?"
"여사님 좀 불러주셔, 내가 배설을 했어."

간호사가 다른 업무 보느라 잠시 자리를 뜰 때도 C목소리만큼은 정확하게 들을 수 있다. 목소리가 크기도 하지만 "선생님!"소리를 간호사가 듣고 옆으로 올 때까지 외치기 때문에 조무래기 간호사는 C의 목소리가 가끔 반복 설정한 알람시계 소리 같다고 생각했다. 이런들 어떠하리 쩌렁쩌렁한 C의 알람 덕에 조무래기 간호사의 피곤한 정신머리는 회복된 것 같아 보이니 퇴근하기 전에 푹 주무시라고 한 번 안아드리고 가야 할 듯싶다.

### 2병동 모범상

위와 같은 이유로 A, B, C는 아마도 다른 환자들의 모범이 되었기에 이 상을 수여합니다.

2023년. 2월 25일
조무래기 신입 간호사 드림

## 간호사 뿌지

나는 내가 기억도 안나는 아주 어릴 적부터 지독한 공주병이었다. 엄마 아빠 뒤꽁무니 졸졸 따라다니면서

"엄마! 나 봐봐! 나 이뿌지?"

"아빠! 아빠! 나 이뿌지!"

이랬다고 하니, 오죽하면 별명을 '뿌지'로 지으셨을까.

말기 공주병은 시간이 지나 나이를 먹어도 여전했다. 진한 눈화장이 멋인 줄 알았던 20살이 지나고, 화장도 점점 옅어지고, 여러 스타일의 옷을 도전해 보면서 전신거울 앞에서 한 바퀴 휙 돌고는

"아빠! 나 너무 이쁜 것 같아. 미쳤나 봐!" 라고 얘기할 때 돌아온 아빠의 대답 중 대다수는

"너 공주병 좀 고쳐야 돼."

"너 아빠 닮았어."

"진짜 미친 것 같다." 였다.

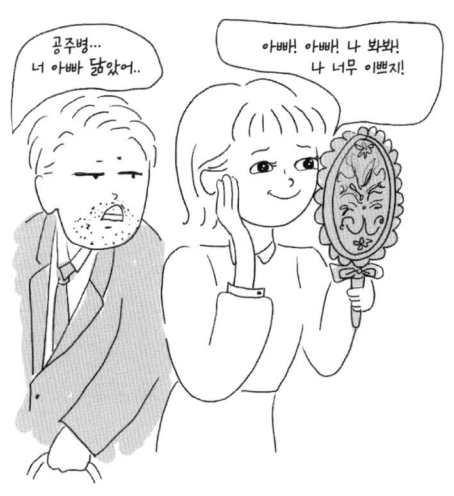

이놈의 공주병은 대학교를 졸업하고 취업을 해도 철들 생각이 없었다. 아 나는 왜 이렇게 예쁘다는 칭찬이 좋을까? 요양병원에 근무하면서 제일 좋은 장점은 매일매일 예쁘다는 칭찬을 들을 수 있다는 것이다. 내가 할머니들이랑 이야기하는 모습의 대다수는 서로

"아이고 예뻐, 왜 이렇게 예뻐." 하며 조금은 주접스러운 칭찬을 주고받고 있는 것이다.

"할머니, 할머니는 피부가 왜 이렇게 좋으세요? 완전 아기 피부 같아요!"

볼터치라도 한 듯 연한 핑크빛이 올려진 할머니의 뽀얀 뺨을 살짝 만지며 말했다.

"나는 피부에 아~무것도 안 발라. 근데 피부가 괜찮은가 봐? 그럼 다행이고."

"우와 아무것도 안 발랐는데 이렇게 좋아요? 대단하다! 오늘 하루종일 뭐 하고 계셨어요?"

"그냥 옛날 생각들, 옛날에 있었던 일들 하나씩 샤라락

생각하다 보면 너무 재밌어."

"제 생각은요?"

고개를 할머니 어깨에 바싹 붙이고는 어릴 적 엄마한테 '나 이뿌지?' 물어보았을 때처럼 옷자락을 삐죽삐죽 잡으며 말했다.

"너 생각? 예쁘다고 하지! 예쁜 간호사"

가만히 내 눈과 시선을 맞춘 할머니는 눈가와 입가 모두 잔뜩 웃으며 대답하셨다. 할머니는 나를 예쁜이 간호사라고 부르신다.


위층에는 누가 와서 잘 계셨냐 아는 척하면

"이쁜이가 왔어~ 이쁜이는 어떻게 항상 예뻐."라고 하시는 할머니가 계신다.

할머니랑 눈 맞추고 웃으면서 다가가려 하면 그때부터 이미 할머니는 얼굴에 점점 미소를 띄우고 예쁘다고 말할 준비를 하신다.

"예쁜이, 아이고 이뻐라. 시집가서도 변하지 말고 고대~로 예뻐야 돼! 헤헤헤… 아이고 이뻐라"

다른 선생님들 한테도 예쁜이라고 하시는 걸 들었지만 그래도 나는 할머니가 나를 제일 예뻐해주셨으면 해서 출퇴근 도장 찍듯 할머니에게 손을 흔들러 간다.

"할머니 안녕~." 하며 문 밖에서 손을 흔들면 나와 눈이 마주친 할머니는 또 점점 얼굴에 미소를 띄우며 아주 느린 속도로 이불속에서 마른 손을 꺼내 흔들흔들 인사해 주신다. 우리 할머니는 칭찬세례가 끝나면 영어로도 인사하신다. 발음이 꽤나 좋으시다. 처음 할머니가 영어 하시는 걸 들었을 땐 너무 놀라서 펄쩍 뛰며 흥분한 목소리로 간병사님한테

"여사님! 여사님! 할머니 영어하시는 거 아셨어요? 할머니가 영어로 말하세요!" 라고 말하며 간병사님을 할머니 옆으로 끌고 오다시피 모셔왔는데,

"누가 영어를 해? 그 할머니 딱 그거 세 개 밖에 할 줄 모른다." 라며 껄껄 웃으셨다.

딱 그거 세 개.

"how are you doing?"

"okay!"

"thank you!".

자신만만하게 영어 실력을 뽐내신 할머니의 다음 대사는

"띵호와(아주 좋다)"

"코리안 섹시 넘버원"이다.

이렇게 할머니의 필수 대사가 끝이 나면 "할머니 안녕~" 하고 굿바이 인사를 할 때까지 허허허 웃으시곤 한다. 사랑하지 않을 수가 없다. 하루에 몇 번씩이라도 할머니에게 사랑한다고 말해드리고 싶다.

얼마 전 간호사 스테이션 바로 옆 병실에 새로운 환자가 들어오셨다. 오자마자 수액을 달으라는 오더가 나서 혈관을 잡으려는데 수술에, 항암에… 너무 오랫동안 암과 투병해온 탓인지 혈관이 너무 얇고 쉽게 터져버렸다. 하는 수 없이

그나마 괜찮을 것 같은 손등에 라인을 잡으려는데, 바늘을 찌름과 동시에

"미친년아! 쌍놈이… 아프게 하고 있어, 어차피 죽을 건데 찔러서 뭐 해!"

순한 얼굴에 그렇지 못한 불호령에 조금 깜짝 놀랐지만, 놀란 것보다 한 번에 혈관을 잡지 못해 아프게 해서 죄송한 마음이 더 컸다.

"죄송해요. 많이 아프셨죠… 그래도 이거 맞아야 할아버지 좋아지죠. 조금 있다가 다시 해볼게요. 쉬고 계세요."

할아버지의 핏기 없는 손등 위로 손을 살짝 얹고 말했다. 다른 환자분들 한번 쭉 둘러보고 다시 돌아와 옆으로 누워계시는 할아버지의 등을 톡톡 불렀다. 할아버지가 스윽 돌아보시고 그대로 몇 초간 바라보시더니 아주 담담하게

"볼수록 예뻐."라고 하셨다.

"저 예뻐요? 아까는 쌍놈이라면서요!"

"볼수록 예쁘단 말이야…"

그러고는 다시 천천히 돌아 누우셨다. 어느 날은 머리도 안 감고 출근해서 근무를 하고 있었는데, 할아버지께 인사드리려 들어가니까

"오늘은 예쁘게 하고 왔어." 표정 변화도 없이 시크하게 말씀하셨다.

"어제는요?"

난 당연히 어제도 예쁘다고 하실 줄 알았는데,

"어제? 어제는 그냥 그랬지."

조금 겸손해질 필요가 있음을 깨달은 순간이랄까. 어쨌거나 입사 후 환자분들이 하도 예쁘다 예쁘다 해주시니까 세뇌가 된 것인지 요즘 들어 거울을 볼 때마다 진짜 더 예뻐진 것 같은 느낌이 든다. 더 신기한 것은 보는 눈도 예뻐진 건지 원래도 고우신 우리 할머니들이 필터를 씌운 것 마냥 정말 예뻐 보여서 할머니들 못지않게 나도 할머니들에게 입이 마르도록 예쁘다 예쁘다 말한다는

것이다. 정말 예뻐 보여서 예쁘시다 하면 할머니들은 하나같이

"다 늙어서 뭐가 예뻐!" 하시지만

"아닌데? 그런데도 너무 예쁜데요? 저보다 할머니가 더 예쁘신 것 같아요! 너무 예뻐서 어떻게 해요?"

이에 질세라 이어진 나의 칭찬 공격에 수줍게 웃으시면서 "예뻐?" 하고 되물으시곤 한다.

예쁘단 말은 아무리 들어도 좋은 것 같다. 나는 왜 이렇게 예쁘다는 칭찬이 좋을까? 이제 와 곰곰이 생각해 보자면 객관적으로 얼굴이 예쁘다는 걸 떠나서 내가 당신을 사랑한다는 마음이 담겨 있기 때문이 아닐까 싶다. 그들은 사랑하는 마음을 품고 있었기에 내가 어떤 모습이었든 예쁘다 하셨을 것이다. 엄마, 아빠에게 매일 "나 이쁘지?" 물어봤던 어릴 적의 나도 어쩌면 느끼고 있었던 것일지도 모른다. 내가 엄마, 아빠의 사랑이라는 것을.

## 지겨운 삶과 끈질긴 죽음

  죽음은 자신으로부터 도망가려는 자와 자신을 모른 채 하려는 사람들에게는 오로지 희망. 당연하게 살 수도 있을 거라는 희망의 탈을 쓴 채 어느 날 갑자기 모든 것을 집어삼킨다. 죽음은 때로 너무 허무하게 이게 삶이었던가 싶을 정도로 쉽게 찾아오기도 하지만, 누군가에게는 질기도록 어려운 게 죽음이더라. 죽음을 찾으려는 사람으로부터 죽음은 눈앞에서 한 발자국씩 천천히 멀어져 죽을 수 있겠다는 희망과 아, 마음대로 죽지도 못하는구나 싶은 절망이 절묘하게 배치되어 울화가 치밀도록 괴롭히곤

한다. 이곳에는 죽음이 질기도록 어려운 사람들이 여럿 모여있다.

 

항생제든 영양제든 수액을 달고 있는 걸 유독 싫어하는 할머니 한분이 계신다. 할머니는 천천히 잘 죽어가고 있는 자신을 우리가 자꾸 살려놔 죽지도 못하게 하는 거라고 생각하고 계시는 것 같다.

"이런 거 자꾸 놓지 말라니까! 나 그냥 죽어버리게 내버려두어, 확 가버릴텐께."

"할머니 지금 안 죽어요. 할머니 자꾸 어디 간다고 하면 나도 같이 갈 거예요."

할머니는 죽는다 하고 나는 안된다 하고, 몇 번 이렇게 실랑이를 벌이면 할머니는 입술을 퉁퉁 내밀고는 잔뜩 심통 난 목소리로 대답하신다.

"너는 왜 가. 늙은 사람이나 가는 거지. 젊은 사람은 일해야지."

"저 일해야 돼서 죽으면 안 돼요? 너무 가혹한데요?"

"응. 나같이 늙은 것들은 필요가 없으니까 얼른 죽어야지. 나는 이제 가야 혀"

"가긴 어딜 가요! 할머니 가면 나도 따라갈 거라니까! 그리고 누가 그래요, 할머니 필요 없다고? 할머니 없으면 누가 나랑 하이파이브해 줘요. 할머니가 하이파이브 제일 잘한단 말이에요!"

"나를 왜 따라와. 산 사람은 살아야지."

"할머니 못 가요. 보고 싶어서 저 어떻게 해요. 그러니까 갈 거면 저한테 말하고 가요! 나도 같이 가게. 꼭! 알겠죠?"

이 대화의 레퍼토리의 끝은 늘 비슷하다. 보고 싶어서 어떻게 하냐. 그럼 하이파이브는 누가 쳐 주냐. 그러면서 죽지 말라고 투정 부리면 할머니는 그제야 선심 쓰듯 한번 큭큭 웃으시곤 온화해진 표정으로 내가 병실을 나갈 때까지 빤히 바라보고 계신다.

CRE환자가 격리되어 있는 다른 병실에는 하루가 멀다 하고 점점 창백해지고, 말라가는 할머니가 계신다. 할머니는 어느 날부터인가 밥을 잘 씹지 못하셔서 죽을 드셨고, 또 어느 날부터인가 뭐든 삼키기만 하면 사레가 걸려 폐렴으로 이어지는 것을 막기 위해 L-TUBE(위관영양)를 해야 했다.

"내가 밥 잘 먹을게… 밥, 밥… 잘 먹으면 되잖아."
"30%도 제대로 못 드시는데 밥을 어떻게 드신다고 그러세요. 꿀꺽해 보세요. 기침하면 다시 넣어야 돼요."

그러나 또 어느 날부터는 인사도 채 제대로 못하시는 할머니에게 안부를 묻거나 재롱부리는 것은 더 이상 의미가 없어 보였다. 이거 빼달라, 저거 풀어달라 내가 마음대로 할 수 없어 쩔쩔 매기만 했던 애원 같은 부탁도 더 이상 않으시고, 송아지 같이 크고 슬픈 눈망울만 껌벅껌벅 움직이셨다. 눈 한번 깜박이실 때마다 콧물 같은 눈곱이

거미줄을 치면서 같이 늘어났다가 줄어들었다가 하며 할머니의 시야를 흐리게 했다. 그런 할머니의 시야 속에 서 있던 나는 과연 좋은 간호사였을까. 할머니가 말도 하시고, 애원도 하시고, 밥도 드시던 때 했던 말이 잊히지 않는다.

"내가 죽게 해 달라고 하나님한테 기도했는데 기도를 안 들어주셔."

나는 그때 할머니가 아프지 않게 해달라고 기도했는데, 그게 아니라 나도 같이 할머니를 위해 죽음을 기도했어야 했을까. 고통이 있는 한 삶도 축복이 될 수 없지 않은가. 내가 할 수 있는 최선의 기도가 무엇인지 모르겠어서 그저 할머니 손끝을 살짝 잡고, 눈물도 조금 닦아드리고, 애써 모르는 척 잘 주무셨냐 웃으며 인사하기만 하는 요즘이다. 내가 잘하고 있다고 생각하지 않는다. 그저 어찌해야 할지 잘 모르겠는 지금으로서 할 수 있는 최선을 하고 있다고 생각한다.

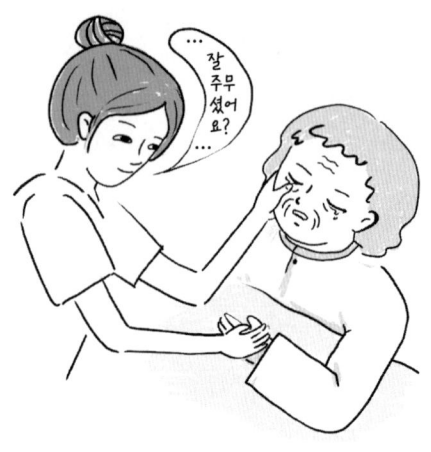

　할머니들에 비할 바는 아니겠지만 나에게도 죽음이 질기도록 어려웠던 때가 있었다. 내가 죽고자 다짐했을 땐 그제야 비로소 마음이 편안해졌다. 미친 건가 싶었던 시끄러웠던 머릿 속도 물을 끼얹은 듯 추욱 가라앉아 더 이상 미친 것이 아닌 사람으로 돌아온 것만 같았다. 사람들 시선마저 신경 쓰지 않았더라면 좀 더 확실한 방법으로 죽고, 그랬다면 지금쯤 심판을 받던 귀천을 떠돌건 했을 텐데 아쉽게도 서울 한복판에서 아무도 모르게 죽는 방법을 생각해 내기엔 고민의 시간이 부족했었다. 가끔은 내가 죽을 생각을 했다는 것조차 멍청하다고 질책당할까 부끄러워서 사라지고 싶었다. 누군가 이런 말을 했었다. 아무한테나 이런 이야기하고 다니지 말라고, 너에 대해 어떤 이야기가 돌게 될지 모른다고. 그래서 내가 힘들었던 시간들을 모두 숨기고 살아야 한다고 생각했다. 하지만 이제야 뒤늦게 깨달은 것은 그 시간이 없었더라면 나는 지금도 미친 건가 싶은 시끄러운 머리를 달고 내 삶의 이유가 무엇인가에 대한 답답한 마음을 안고 살아가야 했었을 것이다.

어렵게 깨달은 내가 사는 이유에는 거창한 이유가 필요하지 않았다. 나를 둘러싼 사람들 사이의 관계, 나를 좋아하던 좋아하지 않던 기꺼이 나와 어떤 관계를 형성하고 당연하게 존재해 온 당연하지 않은 순간들을 함께 해 준 사람들에 대한 책임감이 그것이다.

처음 할머니가 나에게 죽고 싶다고 말했을 때, 죽으려고 했었던 내가 죽지 말라고 말하는 게 너무 모순적인 것 같아서 꼭 가면을 쓰고 연기를 하고 있는 것 같았다. 그렇다고 '나도 죽고 싶어요.'라고 말할 수 없지 않은가. 이런 생활을 몇 개월 동안 반복하다 보니 죽지 말라고 말하면서 결국 살고 싶어진 것은 바보 같게도 나 자신이었다. 할머니는 여전했다. 내가 고통스러우니 신에게 죽여달라고 기도했을 때, 그 대신 평안한 머리와 마음으로 계속 살도록 하시지 않았던가. 고통이 없는 삶이 그들에게 이제는 죽음을 의미해야 하는 때가 된 것이라면, 그 순간을 맞이하는 그날 끝까지 그들의 마음속에도 함께 해주시길. 내가 죽음을 기도하는 간호사가 아니라 그저 고통이 없는 '삶'을 위해 기도하는 간호사로 살아가게 해 주시길 조심스럽게 바라본다.

## 플라잉 널스

누군가 사랑은 눈으로 보거나 만질 수도 없고 어떤 맛이나 향도 없는 추상적인 개념일 뿐이라고 얘기한다면, 나는 주저 없이 말할 수 있다. 나는 사랑을 보았다고. 내가 본 사랑은 주름지거나 주름지지 않은 두 손이 맞닿은 모양이었고, 빛이 바래 채도가 낮은 이불과 같은 색이었다. 사랑은 토마토와 사과가 섞인 맛이 나기도 하고, 때로는 오래된 나무 장롱냄새가 때로는 은은한 스킨, 로션냄새가 나기도 한다.

오랫동안 아파서 꼼짝없이 누워만 계셔야 했던 우리

할머니는 기저귀가 푹 젖어 온 방에서 오줌 지린내가 난적도, 오랫동안 안 씻어서 비에 젖은 양말 꼬랑내 같은 냄새가 난적도 없었다. 매일 아침저녁으로 할아버지가 꼭 스킨, 로션까지 톡톡 발라주신 덕에 할머니의 피부는 늘 앞머리로 뒤덮인 내 여드름 이마보다 뽀얗고 반짝거렸다. 누구 하나 똥 싼다고 화내는 사람도 없었고, 말 안 듣는다고 호통치는 사람도 없었다. 일주일에 한 번 통목욕을 할 때마다 할머니가 알 수 없는 소리로 싫다며 꼬장을 부리셔도 할아버지는 그저 웃으며 할머니 양 뺨을 손으로 감싸 쓸어내리면서 말씀하셨다.

"에이그 이노무 새끼! 예쁜 새끼!"

그때 결심 했다. '나도 할아버지 같은 사랑을 주는 사람이 되어야지.' 이 결심을 했던 때가 중학교 2학년이었다.

할아버지가 과일을 갈아놓고, 엄마가 죽을 끓여놓으면 매 끼니마다 엄마와 할아버지가 번갈아가며 할머니에게 죽 한 그릇 과일 한 그릇을 먹여드렸다. 나는 가끔 그 옆에 누워 할머니가 밥 드시는 걸 지켜보았다. 할머니의 병세가 악화되면서 할머니는 웃음도 말도 없어지셨고, 표정변화도 없어서 무슨 생각을 하고 계시는지 도통 알 수가 없었다. 하지만 가끔 라디오로 틀어놓은 찬양의 한 구간을 갑자기 큰소리로 따라 부르시거나 열 번 중에 한 번 "나 누구야?"라고 묻는 엄마나 삼촌이나 나의 어리광에 "… 몰라!"라고 대답하시면서도 우리를 빤히 쳐다보실 때 할머니 마음은 그래도 아직 웃을 힘이 남아있으시구나 하고 안심이 되었다.

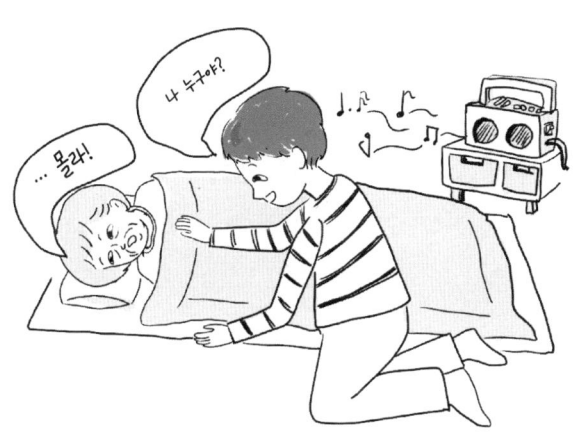

언젠가 엄마가 할머니 밥을 먹여 드릴 때, 할머니 옆에 같이 누워 구경하던 내가 방귀를 크게 뀌었었다. 엄마가 깜짝 놀라며 물었다.

"어머머 누구야? 똥꼬 아프겠다!"

"나 아니야! 할머니야!"

나는 할머니가 뀐 거라고 능청스럽게 말했다. 그러자 며칠 동안 찬양 한번 따라 부르지 않으시고, 식사하실 때 외에 미동도 없이 조용하기만 하셨던 할머니가 방귀 소리보다 큰소리로 소리치셨다.

"아니야!!!!!"

많이 억울하셨던 것 같다. 엄마랑 내가 배꼽 잡고 깔깔 웃으며 정말 할머니가 방귀 뀐 거 아니냐며 놀리자 할머니는 한 번 더 소리치셨다.

"아니야!!"

얼핏 특정 장면 장면만 떠오르는 기억이 전부지만 엄마에게 듣기로는 내가 아주 어렸을 때 할머니가 나를 데리고 청계천 동물시장에 자주 갔었다고 했다. 할머니 집에 놀러 갈 때마다 할머니를 닮은 하얀 문조가 예쁜 목소리로 피요피요 반겨주던 것이 생각난다. 시간이 흐르면서 키도 크고, 몸무게가 늘었어도 여전히 어리광 부리기 좋아했던 나는 쨱쨱거리는 잉꼬 두 마리를 할머니 곁에 두고 같이 누워 늘어진 할머니의 팔을 조물락거리고는 했다. 자박자박 걸어다니는 잉꼬 두 마리와 집안일에는 손도 안대는 철부지 손녀 사이에 누워계시던 할머니는 금방이라도 새가 되어 얼굴처럼 예쁜 노래를 부르며 자유롭게 날아갈 것만 같았다. 엄마는 내가 그런 할머니를 닮아서 동물을 좋아하는 것 같다고 했다.

고등학교 1학년의 절반이 지나갈 때쯤, 꿈꾸듯 돌아가시는 날까지 할머니는 그렇게 온 가족의 보살핌을 받았다. 처음에는 할머니가 마냥 부러웠었다. 나도 할머니처럼 죽는 날까지 사랑 듬뿍 받다가 떠나고 싶어서 할아버지 같은 남자랑 결혼하고 싶다고 생각했다. 그런데 자꾸자꾸 곱씹어 다시 생각해 보면 할아버지 말고 다른 사람들도 할머니 곁에서는 목소리도 마음도 피요피요 새하얀 문조 같아졌었다. 결국 할머니가 듬뿍 받은 사랑하는 마음은 할머니가 그곳에 계셨기에 생긴 마음들이었던 거다. 그리고 어느 때보다 할머니를 돌볼 때 표정이 가장 행복해 보였던 할아버지를 생각해 보면 사랑은 어쩌면 당신에게 줄 때야 비로소 그 힘을 발휘하는 마음이었던 거다.

나는 간호사다(I am a nurse). 당신이 있기에 비로소 존재하고, 당신이 있기에 비로소 사랑하는 간호사다. 나는 간호사다(a flying nurse.). 여전히 부족한 사람이고, 늘 부족한 마음이지만 그래도 피요피요 날아 오늘보다 내일 더 나은 사람으로 살아가길 바라는 사람이다.

## 웃긴 남자

 

 치매 할머니들이 귀여움을 담당하실 때, 치매 할아버지들은 웃음을 담당하시곤 한다. 유치하단 소리를 자주 듣는 나는 이곳 할아버지들의 유머 코드와 잘 맞는 것 같다. 할아버지의 진짜배기 유머의 조건은 웃길 의도로 한 말이 아니여야 하고, 조금은 뻔뻔스러워야 하며, 본인은 자신이 왜 재미있는 사람인지 잘 몰라야 한다는 것이다.

 코로나 때문에 외출 한 번 하기도 복잡한 환자분들이 한 번 외출하고 돌아오면 간식거리를 잔뜩 사가지고 오셔가지고는 자꾸만 과자를 손에 쥐어 주신다. 말린 무화과, 말린 딸기 이것저것 작은 과자 봉지들. 면회온 환자의 가족분들이 간식을 잔뜩 사와 나누어 주시는 날도 마찬가지다. 그런 날은 간식 사다 줄 보호자가 없는 환자분들께도 조금씩 나눠드리고 같이 먹고는 하는데, 조그만 간식거리들을 양손에 쥐고 돌아다니면 판타지 소설 속 작은 요정마을의 호빗이 된 기분이 든다. 초등학생 때 내 꿈은 소설가였는데, 요즘의 나는 소설 속 요정으로 하루하루를 보내고 있다.

위층으로 올라가 과자를 좋아하는 욕심쟁이 할아버지와 조신하고 수줍음 많은 할아버지 사이에 서서 오는 길에 여기저기서 받아온 과자를 하나씩 입에 넣어 드렸다.

"그거 나 다 줘."

"옆에 할아버지랑 나눠 드셔야죠!"

"두 개 줬잖아. 그럼 됐어. 나줘."

"할아버지 욕심쟁이예요?"

"응 다 줘. 다,"

가끔 뇌성마비로 인해 늘 불편한 자세로 누워 계시는 수줍음 많은 할아버지의 손톱을 깎아드리는데, 그날도 맛있게 과자를 드신 후 할아버지가 손톱을 깎아달라고 하셨다. 그때 콜벨이 울려 환자 확인을 하러 갔다가 온 사이 손톱깎이가 사라졌었다. 할아버지께 손톱깎이 어디로 갔는지 아시냐 물어보니 얇은 팔을 쭉 뻗어 욕심쟁이 할아버지를 가리켰다.

"여기 할아버지가 뺏어 갔어요?"

"네.. 네에!"

"이 할아버지 완전 욕심쟁이네 그렇죠! 손톱깎이도 다 뺏아가고!"

수줍은 할아버지는 내가 한 말이 재미있다는 듯 활짝 웃는 표정으로 킥킥 웃으며 몸을 배배 꼬았다. 웃음으로 잔뜩 구겨진 할아버지의 얼굴이 아기 천사처럼 티 없이 예뻤다.

"우와, 할아버지 웃는 거 왜 이렇게 예뻐요? 봐봐요! 너무 예쁘지 않아요? 귀여워…!"

"오! 하하! 그러네! 너무 예쁘네!"

신나게 남은 과자를 모조리 먹고 계시던 할아버지도 고개를 돌려 보시고는 놀란 눈을 하고 너무 예쁘고, 너무 귀엽다며 칭찬을 퍼부으셨다.

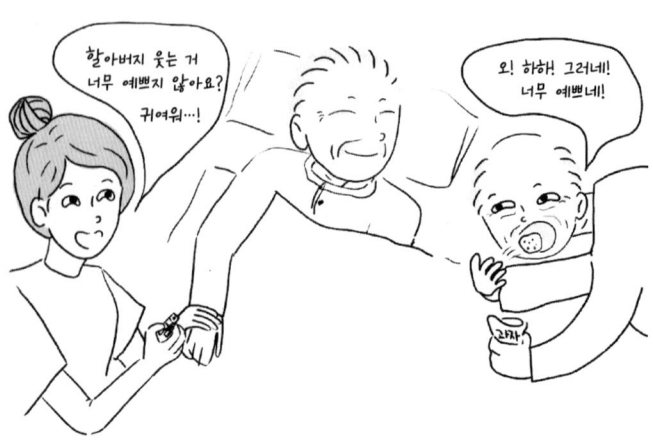

간호사 스테이션 바로 옆 병동 저 끝자리에 계신 치매 할아버지는 자신이 치매환자라는 걸 자주 잊으시고 다 알고 있다는 목소리로 당당하게 대답하신다. 하루는 소변검사 오더가 나와 할아버지께 종이컵을 쥐어드리며 말했다.

"할아버지! 소변 검사 나가야 되는데, 지금 소변 마려워요?"

"아니. 지금은 하나도 안 마려워. 아닌가? 조오금 마려운 것 같기도 하고?"

일단 시도나 해보자는 할아버지의 적극적인 협조에 종이컵을 대고 기다리는데 소변은 나올 기미가 안보였다.

"안 나오는데요?"

"그러게? 그렇게 마렵지는 않은가 봐."

"할아버지 소변 마려우면 기저귀에 누지 마시고 꼭 저한테 알려줘요!"

"알았어! 내가 꼭 알려줄게!"

할아버지에게 소변 신호가 올 동안 다른 환자들의 검체를 수집하고, 정리하고 다시 할아버지한테 가서 말했다. 검체를 가지고 가서 검사해주는 회사 직원이 병원에서 나가기 전까지 검체를 올려 보내드려야 하기 때문에 여기서 더는 미룰 수 없었다.

"소변 안 마려워요?"

"응. 이상하다. 안 마렵네?"

nelaton(단순도뇨)을 해야 할까 싶어 할아버지의 기저귀를 열어보았는데, 세상에. 언제 소변을 이리 시원하게 보신건지…

"할아버지 소변 마려우면 알려준댔으면서!"

"아니 안 마려우니까 안 알려줬죠?"

"할아버지 기저귀 다 젖었어요… 소변봤으니까 당연히 안 마렵죠…"

"내가 소변을 봤어? 아이구 나도 몰랐네."

사실 기대를 안 하긴 했지만 혹시나 하는 마음에 드린 종이컵이 쓸쓸하게 나뒹굴었다. nelaton으로 소변을 받으려고 멸균세트와 검체 통을 준비해 다른 선생님 한 분과 같이 할아버지 양 옆으로 서서 선생님은 검체통을 잡고 나는 생식기를 소독하고, 카테터에 젤을 발라 요도 구멍으로 카테터를 삽입했다. 젤을 너무 많이 묻혔는지 밀려 나온 젤이 위로 넘쳤다. 아니다. 젤이 아니었다. 카테터를 넣으려는 순간 소변이 솟구치기 시작했다.

"자.. 잠깐만요. 할아버지! 쉬 안 마렵다면서요!"
"안 마려운데요?"
"할아버지 쉬하고 계시는데요…? 소변 받아야 돼요! 쌤! 통! 통!"
"여기! 제가 받을게요!"

소변통을 잡고 있던 선생님이 재빠르게 통을 대서 무사히 소변을 받을 수 있었다. 분주한 우리 사이에서 할아버지는 뒤통수에 손을 받히고 뒤로 기대어 아주 편안한 자세로 마저 소변을 보셨다.

"제가요? 아이고? 난 그런 줄도 몰랐네. 내가 쉬 하고 있어요?"

"네… 지금도 계속…"

"늙으면 원래 둔해져서 잘 몰라요"

"맞죠… 할아버지 말이 맞긴 하는데…!

검체만 잘 받았으면 됐다. 할아버지가 우리를 약 올리는게 아닐까 싶기도 하겠지만 할아버지의 아무것도 모르겠다는 그 표정을 보면 진짜가 맞다. 할아버지는 진짜 소변이 나오고 있는지 모르신 거다.

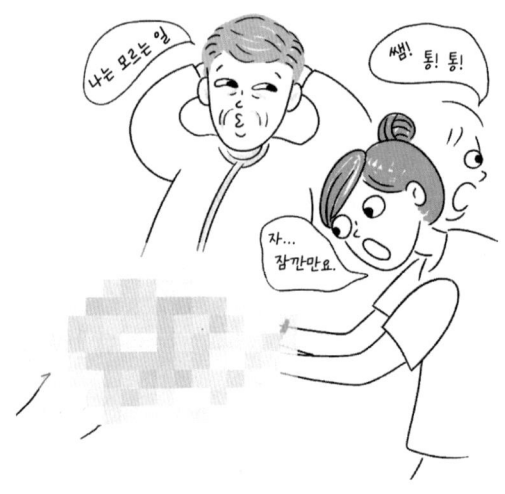

그런 할아버지와 같이 이야기를 하다 보면 그동안 화가 났던것도 다 잊고 웃음이 나오게 된다. 그래서 한번씩 들러 별 영양가 없는 질문을 건네며 말을 걸어보는데, 대화는 주로 "제 이름 뭐게요?"로 시작한다.

"할아버지 제 이름 뭐예요?"

"모르죠."

"왜 몰라요?"

"안 알려 줬으니까 모르죠."

"알려드렸어요!"

"언제? 안 가르쳐줬는데?"

"함채윤!"

"함태윤!"

"채"

"아, 채윤이!"

"또 까먹을 거죠?"

"그건 그때 가봐야 알죠?"

그때가 왔다. 할아버지는 과연 내 이름을 기억하셨을까? 할아버지의 자기 전 루틴은 밤 사이 낙상 방지를 위해 손목 억제대를 하는 것이다. 매일 하는 일이지만 어느 날은 조용하시고 어느 날은 왜 묶냐며 당황하시며 짜증을 내시곤 한다.

"묶기는 왜 자꾸 묶는 거야? 이거… 형사고발이야…!"

"할아버지 밤에 일어나려다가 넘어질 뻔해서 위험할까 봐 밤에만 해 놓는 거예요."

"밤에 내가 왜 일어나. 옛날에나 그랬지."

"아닌데, 최근에도 계속 그랬어요. 할아버지가 기억 못 하는 거예요."

"내가 기억을 왜 못해. 대학도 다 나오고 그랬는데."

"그럼 제 이름 뭐게요?"

"안 알려 줬는데 어떻게 알아요. 모르지."

"거 봐요. 까먹으셨으면서. 알려드렸어요!"

"거짓말! 안 알려줬다니까."

"나는 할아버지 건대 다닌 것도 알아요!"

"뭐야? 어떻게 알았어?"

"전에 할아버지가 알려주셨잖아요. 할아버지 이름도 알아요! 우리 통성명도 했어요."

"그러네, 이름까지 알고. 내가 기억을 못 하는 게 맞나 보네."

"할아버지는 왜 이렇게 재밌어요?"

"내가 재밌어요? 그럼 놀러 와. 놀아 줄게."

"완전 웃겨요."

"내가 왜 웃기지 허허"


난 웃긴 사람이 좋다. 아무런 양념도 안 된 닭가슴살같이 마음이 퍽퍽한 세상에서 아무리 돈을 쓰고, 시간을 써도 얻을 수 없는 웃음을 이곳에선 아무런 대가 없이 얻을 수 있다. 이곳에서 얻는 웃음은 내 삶에 꽤나 큰 활력소가 되어준다. 그래서 가끔은 출근이 아니라 놀러 가는 기분이 들기도 한다. '오늘은 누구랑 놀지? 욕심쟁이 할아버지? 외할머니 닮은 할머니?'

# part 2. 당신의 마음

1. 도망과의 타협
2. The antifragile kids
3. 이기적 행복
4. 띵동! 선물입니다!
5. 간호선생 박탈
6. 두려움에 대한 고찰
7. 달이 뜨면 우리는
8. 마음 속 비밀 단어
9. 사랑받기 위해 태어난 사람
10. 기특한 삶의 마법

○ ○ ○ ○  ○ ○
## 도망과의 타협

 행복한 이야기를 써야겠다. 저 멀리 캐나다에서부터 날아왔던 사촌오빠랑 긍정적으로 살기로 약속했다.

 다시 오빠가 캐나다로 돌아가고 어느 날엔가 다시 내 마음이 무너질 것 같을 때, 이곳 보다 대략 13시간이 늦은 캐나다에서 내가 마무리하고 있는 하루를 이제 막 시작하려고 하는 오빠에게 캐나다로 도망치고 싶다는 등 막상 둥지를 떠날 용기가 없어 실행하지 못할 말들을 하며 투정을 부렸고, 한참 통화 끝에 오빠는

'우리 인생 파이팅!'

 이라고 톡을 보냈다.

'그래! 파이팅!'

 자꾸자꾸 좋은 생각을 하다 보면 습관처럼 행복해질 수 있지 않을까. 내 글을 잘 읽고 있다는 친구들아 내가 직접 모난 내 마음이나 고민들을 이야기하면 혹여나 지쳐서 날 떠날까 봐 소심하게 이곳에 끄적이고 있는 중이야. 이마저도 힘들다고 느껴진다거나 너의 마음까지 무너지게 할 것 같다면 내 이야기가 행복으로 가득 찰 때까지 나의 글과 거리를 두는 것도 좋겠다. 금방일 거야 지금까지처럼 잘 이겨내 볼게. 그저 지금처럼 한걸음 뒤에서라도 내 친구로 있어줘. 그거면 될 것 같아.

 어찌 되었든 내가 이 병동에서 환자분들 덕분에 행복했던 이유들은 꽤나 오랫동안 내 마음을 들뜨게 했다. 이따금 그 이야기들을 꺼내 볼 때마다 놀이공원에 파는 솜사탕이 마음을 사르륵 감싸안는 듯한 행복한 느낌도 여전했으며, 앞으로도 그럴 것 같다는 기분이 든다. 어쩜 나의 보물과도 같은 기억들이다. 이런 기억들을 자꾸자꾸 떠올리다 보면 습관처럼 행복해질 수 있지 않을까.

한 달 전인가? 이틀을 쉬고 출근해 이틀 동안의 일들을 인계받고, 바로 전날 새로 왔다는 환자분과 인사하려고 병실로 들어갔다.
"할아버지, 안녕하세요!"
"어~ 왔어?"
초승달 같은 눈으로 허허 웃으시며 반갑게 인사하는 할아버지를 보고, 우리가 언제 만난 적이 있었나? 잠시 생각했다. 어찌나 목소리가 반갑고 부드럽던지 우리가 그냥 원래부터 아는 사이었다고 거짓말했어도 아무도 모를 것 같았다.

"어! 할아버지 저 아세요?"

"그럼~ 알지~"

알리가 없었다. 아무리 생각해도 우리는 이날 서로 처음 만난 사이가 맞다.

"정말요? 저 누군데요?"

"어~ 박한별~ 어디 있다가 왔어?"

아니다. 내 이름은 함채윤이다. 그래도 이렇게 반겨주니 기분이 참 좋았다. 든든한 가족이 한 명 더 생긴 것 같았다.

"저 집에 있다가 왔죠."

"집에?"

"네!"

"아빠랑?"

"어… 아빠가 계시긴 했는데, 할아버지 모르는 사람일걸요?"

할아버지가 말하는 '아빠'는 할아버지의 아들인데, 아까 면회 오셨던 아드님을 보니 우리 아빠는 아니었다.

"그래~ 엄마도 거기 있고?"

"같이 있긴 해요."

"그래~ 다 거기 있었구나~ 엄마랑 아빠랑 같이 있어~"

며칠 뒤에 다시 면회 오신 할아버지의 아드님께

"할아버지가 저보고 가끔 한별이라고 하시던데, 한별이가 손녀인가요?" 살짝 여쭤보니

"허허 그래요? 한별이는 할아버지 손자예요. 허허"라고 하셨다.

나는 어딜 가나 손녀였는데, 하루아침에 손자가 되어버려 조금 당황스러웠지만, 얼마동안 손자로 살아보니 손자로 사는 삶도 썩 나쁘진 않았을 것 같다는 생각이 들었다.

지금은 상태가 조금 안 좋아지셔서 다른 병동으로 옮겨 가셨지만 가시기 전까지 할아버지는 늘 나의 행복 버튼이 되어 주셨다.

이를테면, 내가 양손을 들고 "할아버지! 반짝반짝~!" 하며 손을 반짝반짝 흔들 때, 할아버지가 "반딱반딱~!" 하시면서 다 펴지지 않는 구부정한 팔을 하늘로 쭉 들어 반짝반짝 손

모양을 따라 하시면, 나는 내 직업을 조금 더 사랑하곤 했다.

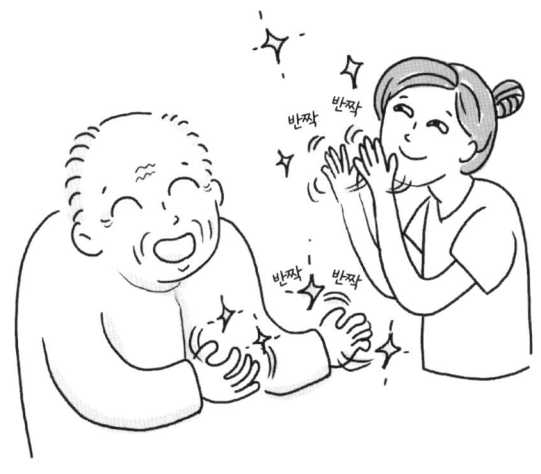

 반짝반짝 할아버지가 오시기 며칠 전에는 99세로 몇 달 뒤면 100세이신 최고령 할아버지가 우리 병동으로 들어오셨다. 나이를 보기 전까지 주름 하나 없이 빤지르르한 할아버지의 얼굴을 보고 70대 정도 되려나 생각했었는데…

99세라니! 할아버지는 무언가 말씀하실 때마다 눈을 땡그랗게 뜨고 입술도 똥그랗게 모아 침을 잔뜩 튀기시면서 열정적으로 말을 하셨다. 우리가 할아버지의 젊음에 감탄하며 입을 틀어막고 있을 때 왕할아버지가 맞은편에 앉아 계시는 다른 할아버지를 보며 말하셨다.

"저..! 저기는 몇 살이여?"

"86살이셔요! 할아버지 동생!"

"어이구 근데 왜 저렇게 늙었어~?"

세월의 흔적이 모조리 빗겨 나간 듯한 왕할아버지에게는 정상적인 노화의 과정이 조금 신기하게 느껴지셨는지 땡그란 눈을 더 땡그랗게 뜨고 우리를 번갈아 쳐다보셨다. 우리를 빤히 쳐다보는 왕할아버지의 턱에는 산신령 같은 흰 수염이 기다랗게 늘어져 있었다. 식사를 하실 때 불편하시지 않을까 해서 옆에 계시던 선생님이

"수염 좀 깎아드릴까요?" 여쭤봤는데, 동그란 눈과 동그란 입이 번쩍 더 커지셨다.

"안돼! 내가 수염 없으면 99살인 거 아무도 안 믿어! 수염이 있어야~ 늙었구나 하지. 수염 없으면 내가… 아니~! 나 99살이요! 해도 아~무도 믿질 않아."

"수염 없으면 너무 어려 보여서 기르시는 거예요?"

"그렇지, 그렇지. 내가 99살이라고 말해도~ 안 믿는다니까. 아~무도 안 믿어!"

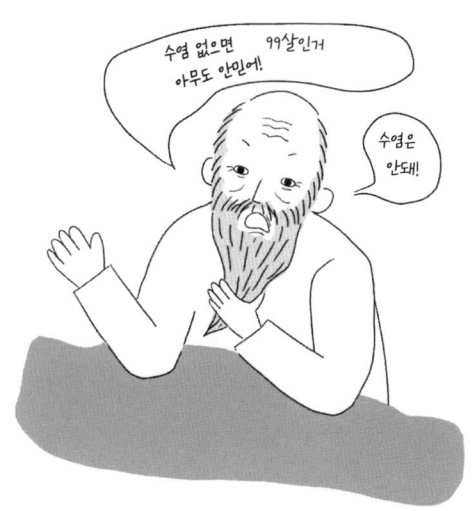

산신령 같은 수염을 고집하시는 이유가 99살이라고 말하면 다 거짓말인 줄 알고 만만하게 볼까 봐라는 사실이 그날의 내 행복버튼이 되었다. 보호자로 오신 아드님은 불편해도 기르겠다 고집하는 할아버지의 수염을 밀어드리고 싶어 하는 눈치였다.

그 후로 선생님들이 출근해서 "할아버지, 수염 깎아보실래요?" 살짝살짝 여쭤보기를 며칠, 아버님만 괜찮다 하시면 수염 밀어 달라는 보호자의 동의 하에 드디어 대망의 수염 삭발식이 이루어졌다. 할아버지는 눈을 지그시 감고 면도기 소리가 멈출 때마다 한쪽 눈을 찡긋 뜨고는 "다 했어?" 물어봤고, 러시아에서 온 간병인 아저씨는 아직 어눌한 한국말로 "아니, 아니야. 아직. 기다려 할아버지!"라고 달래며 정성껏 수염을 깎아드렸다. 할아버지가 수염 깎으셨다는 소식을 들은 옆 병실의 환자 몇 명과 간병사, 간호사들이 다 같이 '우와~'하며, 회춘한 할아버지에게 한 마디씩 건넸다. '이제 할아버지 아니고 아저씨네~

아저씨야~', '할아버지 우리 큰아빠랑 친구라고 해도 다 믿겠는데요?', '아이고~ 회춘하셨네, 회춘하셨어~'

   퇴근하기 전 평소처럼 선생님들과 근처 환자분들께 내일 보자 인사하고, 눈은 감았지만 사실 안 주무시고 계셨던 왕할아버지께도 인사하려고 가슴 중앙에 고이 모은 두 손 위를 톡톡 불렀다.

"할아버지! 저 퇴근해요!"

"어디 가려고!"

"저 이제 집에 가야죠!"

"집에? 영영 가는 거 아니지? 다시 올 거지?"

"네! 저 내일 다시 올 거예요!"

"갔다가 오는 거지?"

"네! 갔다가 꼭 올게요!"

"그래그래, 올 때 맛있는 거 사 오고!"

"그건… 할아버지 잘 주무시면 생각해 볼게요!"

그날따라 유독 할아버지의 "영영 가는 거 아니지?"란 대사가 머리를 맴맴 돌았다. 제가 영영 어디를 가겠어요. 세상이 너무 좁아서 내가 영영 사라지겠다고 해도 바로 찾아낼걸요. 어디론가 영영 떠나지 못하고 있는 나는 요즘 들어 부쩍 세상으로 출근하고 병동으로 퇴근하는 것 같은 기분이 든다. 그동안 별일을 다 보고, 듣고, 그럼에도 여전히 적잖은 충격을 주는 혈변 냄새와 담즙 배액 냄새에도 꽤나 적응을 한 모양이다. 마음이 편하다. 굳이 어디론가 영영 떠나 새롭게 시작하지 않아도 적어도 이곳에서 나는 천사이고, 예쁜이 간호사니까. 그게 좋다. 내가 좋은 사람일 수 있다는 사실이. 내가 도망치고 싶은 날 잠기고 싶은 추억들을 만들어주신 당신들이 늘 행복했으면 한다.

○○○ ○○○○○○○○○○ ○○○○
# The antifragile kids

 아픈 몸이라 마음대로 움직이지도 못한 채 하루종일 지겹고 심심한 시간을 그저 뜬 눈으로 견디려는 이곳 요양병원에서는 인사 한번 하고, 이야기 한번 들어드리고, 악수 한 번 해드리는 것만으로도 재미가 되고 선물이 된다. 나 역시 따분한 근무 시간을 좀 더 활기차게 보내고, 환자분들과 더 가까워지기 위해 수시로 이 방 저 방 들락날락 거리며 악수하고 하이파이브를 하고 다닌다. 환자분들도 이런 내 모습에 익숙해지셔서 내가 방에 들어가면 "또 오셨어." 하며 허허 웃으신다. 그동안 날이 찬 탓도 있었겠지만, 나는 원래 손이 차가운 사람이라 할머니들이 내 손을 잡았다 하면 손이 왜 이렇게 차갑냐면서 표정부터 잔뜩 걱정하신다.

어느 날은 할머니가 아무 말도 없이 나를 빤히 쳐다보며 옷소매를 걷고 손등을 쓰다듬으셔서 "왜 그러세요?"하고 여쭤보니 "손이 차가워서… 만져주고 싶어."라고 하시면서 한참을 따뜻한 할머니의 손으로 차가운 내 손을 만져주셨다.
"안 바쁘면 여기도 와서 손잡아줘요."
등 뒤로 다른 할머니들의 말소리에 뒤돌아 봤더니 할머니 두 분이 이미 손을 뻗고 악수할 준비를 하고 계셨다.
"아유 잡아드려야죠!"
할머니 사이로 들어가 양손 하나씩 할머니들께 드리며 마음껏 악수하시라고 했다.
"손이 왜 이렇게 차가워"
"오늘은 별로 안 차가운 거예요. 겨울에는 엄청 차가워요!"

거짓말 조금 보태서 악수 한 30번 정도 흔들었을 때쯤 방 끝쪽에 계신 할머니도 악수해 드려야 된다고 빠져나와 방 끝 할머니에게 가서 또 손을 잡자 이번에도 역시 손이 차갑다며 걱정하셨다.

"다 저보고 손이 차갑대요. 할머니들은 어떻게 다 손이 따뜻해요?"

"따뜻해?"

"할머니 손 따듯해서 좋아요."

방 끝 할머니는 손이 따뜻하다는 말에 분홍빛 뺨과 함께 방긋 웃으셨다. 마지막 할머니의 손을 잡고 있는 동안 나의 양손을 하나씩 맡겼던 할머니 두 분이서 수군수군 이야기하시더니 동시에 나를 딱 쳐다보시면서 물으셨다.

"아가씨라 그랬나? 애기엄마야?"

애기 엄마라니… 애기엄마라니… 순간 할머니 밉다고 말할 뻔했지만 꾹 참았다.

"저 아가씨죠! 25살이에요!"

"이제 결혼할 때 됐네"

"에이 요즘엔 다 늦게 하잖아요."

"그래도 30안으로는 가야지"

"음 그래도 남자친구는 있어요!"

"남자친구 있으면 된 거지 그럼!"

"어유 남자친구가 엄청 예뻐하겠어, 얼마나 예쁠까."

"그러니께 말이여, 늘씬허고"

"남자친구도 잘생겼겠어, 각시가 이렇게 예쁘니까."

"그럼요. 예뻐 죽죠!"

갑작스럽게 이어지는 할머니들의 수다에 한참을 웃다가 에라 모르겠다 능청스럽게 대답했다. 근무 시작한 지 얼마 안 되었을 때는 할머니 할아버지의 칭찬이 조금 쑥스럽기도 하고, 성은이 망극했었는데 인간은 적응의 동물이라고 했던가. 지금은 "저 예뻐요? 얼마큼 예뻐요? 저 보고 싶었죠! 얼마큼?" 뻔뻔스럽기 짝이 없는 공주병에 걸려버렸다.

병실을 나가면서 환자분들과 연이은 하이파이브로

라운딩을 마무리 지으면 정말로 아이돌 무대에서 팬들에게 하이파이브를 하는 기분이 들곤 한다. 처음부터 염치없게 이런 기분이 든 것은 아니었다. 나를 이렇게 만든 것은 할머니들의 열렬한 호응 덕분이다. 왜냐하면 이곳은 곧 몸치에 박치인 나에게 화려한 무대가 되어 주었고, 춤추고 노래하면 옆에서 본인 엉덩이를 팡팡 치며 박자까지 맞춰주시는 할머니도 계셨기에 여유 시간만 생기면 마음껏 흥을 방출할 수 있었기 때문이다.

내가 가끔 아이돌이 된 듯한 느낌을 받은 데에는 또 다른 이유가 하나 더 있다. 항생제(antibiotics) iv(정맥주사) 처방이 나면 보통 '안티(anti)'가 추가되었다고 하는데, 수액에 항생제를 mix 할 때 르세라핌의 'ANTIFRAGILE' 노래가 자꾸만 귓가를 맴돌고, 머릿속으로

'Anti ti ti ti fragile fragile

Anti ti ti ti fragile

Anti ti ti ti fragile fragile'

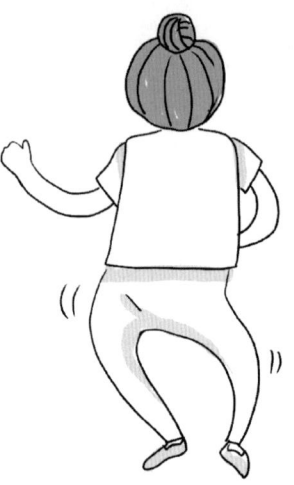

이 구간이 강제적으로 반복재생이 된다. 수능금지곡? 'ANTIFRAGILE'은 항생제 금지곡이다. 중독성이 너무 강한 것 같다. 1년 휴학하고 이번 연도 졸업 후 내가 있는 병동에서 웨이팅 기간을 같이 보내게 된 친구가 있는데, 친구가 항생제 준비하고 있을 때 옆에서 "안티티티티 안티티티티"하면서 엉덩이를 씰룩거리면 '얘는 도대체 왜 이러는 걸까…'라는 표정으로 눈을 반쯤 감은 채 가만히 노려보다가 한숨을 쉰다. 뭐 그럼 어떤가. 할머니, 할아버지는 나를 마냥 재미있어하신다. 내 친구도 늙어서 할머니가 되면 내 춤 실력을 그리워하면서 가끔 실소할 것이라고 생각한다.

# 이기적 행복

　타인의 행복은 마냥 쉬워 보인다. 내가 행복하기 위해 견뎌야 했던 모든 설움들을 그들은 전혀 이해하지 못할 것만 같다. 한참을 포기하고 끝끝내 받아들여야 하는 날것 그대로의 나라는 형태를 사랑하기까지 공들인 시간들이 나에게만 어려웠던 것이라 판단했다.

　어쩌면 아무런 쓸모없었을지도 모르는 숙연하게 지나간 새벽 시간들 속에서도 나를 그냥 사랑했고, 그냥 사랑할 마음이 있었다는 것을 깨닫기까지 오랜 시간이 걸렸으며, 아직도 그 마음들을 헤아리기엔 내가 너무 나약한 탓에 다들 그렇게 사는 삶임을 차마 인정하지 못하고, 내가 지금 제일 불안하다고 온몸으로 울고 싶은 마음이었다.

언젠가 '나는 왜 네가 아프냐'라는 말을 들었었다. 어때 지금의 나는? 당신들이 내 삶을 그대로 사랑하겠다고 다짐한 이유가 연민이 아니었기를 내심 기대한다. 너는 불행하지 않은 게 행복이라고 그랬는데, 내가 만약 너에게 아직 확실한 마음을 보여주지 않았다고 생각한다면, 내가 과연 너에게 '불행하지 않음'이 될 수 있을까 그런 생각이 종종 들어 그런 것일 거다. 행복한 감정도 연습이랬다. 행복한 기억을 자꾸 꺼내어 보다 보는 것 또한 연습이겠지. 내가 그리 똑똑한 사람은 아니기에 적어두고 보지 않으면 흐려질지도 모르는 나의 행복은 이렇다.

아무도 없는 바닷가에서 구명조끼를 입고 발이 안 닿는 곳에서 저 넘어 끝이 없는 지평선을 바라보며 드넓은 바다가 주는 두려움에 가슴이 찌릿해오는 느낌이 행복하다. 온몸을 감싸고 있는 윤슬 사이에 심장이 바다 표면으로 둥둥 떠다닐 것만 같은 숨 가쁜 느낌 속에서 자유로움을 느낀다. 같은 모양의 조개껍데기를. 주워 깨끗하게 씻어놓는 걸 좋아한다. 쓰레기인 줄 알고 가족 중 누군가 다 버려버릴지도 모르지만, 그냥 깨끗이 씻어 말려놓는 동안 어떤 그림을 그릴지 상상하는 시간을 좋아하는 것 같다.

뜬금없이 계획에도 없었던 일을 할 때 터지는 도파민과 함께 오는 바보 같은 성취감을 오래도록 깊이 간직한다. 가령 두피가 벗겨지는 고통을 참으며 난생처음 탈색을 한다던지, 그동안 읽지 않고 있던 어느 선생님의 카톡에 장문의 답장을 보낸다던지. 한때 삶의 전부라고 여길 만큼 좋아했던 스포츠 영상을 다시 찾아보며 운동 계획을 세워본다던가 하는 그런 사소한 성취감들 말이다.

글을 쓰면서 우리 병동 할머니, 할아버지의 대사들을 다시 곱씹어 생각할 때 마음이 뭉게구름처럼 부드러워지는 순간들을 사랑한다. 평생 나와 인연이 닿지 않았을지도 모르는 저 멀리의 사람이 내 글을 읽고 위로받았다는 연락에 내 삶의 가치를 느낀다.

막연한 미래에 거는 작은 설렘과 로망에 대한 이야기를 하며 수다 떨 때 아주 사라지지 않은 나의 생기를 깨닫는다. 이를테면 나중에 내가 아이를 낳는다면 내 아이에게 잠들기 전 내가 만든 동화책을 읽어주고 싶다거나 내 아이가 주인공인 책을 만들어 선물하고 싶다는 이야기가 그렇다. 이런 이야기를 했을 때 "참 너다운 로망이다."라는 어느 친구의 대사가 괜스레 기분을 간지럽혔다.

어쩌면 그동안 나의 행복도 마냥 쉬웠을지도 모르겠다. 그것을 매일 생각하며 살기에 조금 바빴거나, 조금 아팠던 것 일 수도. 타인의 행복이 마냥 쉬워 보였다는 것은 나에게도 쉬운 행복이 마냥 존재해 왔다는 반증이 되기도 하지 않을까. 그렇다는 것은 모든 고통과 죽음의 두려움 가운데에서도 내가 행복을 놓치지 않고자 하는 것을 내가 이기적인 사람인가에 대한 죄책감으로 받아들이지 않아도 괜찮다는 것 아닐까. 나 또한 계속 아픈 사람으로 살지 않아도 괜찮다는 것 아닐까.

만약 사람의 마음을 꺼내 실제로 볼 수 있다면 사람들은 무엇을 제일 먼저 확인하고 싶어할까? 나는 내가 정말 행복해지고 싶어 하는지 그것을 바라고 있는 것이 맞는지가 궁금하다. 웃긴 말이다. 누구나 행복하게 사는 걸 원할 테니까. 근데 요즘 들어 '내가 정말 행복을 원하고 있나?' 이런 생각이 든다. 분명 난 행복해야 한다. 딱히 불행한 이유가 없으니까. 근데 '아, 행복하다.' 이런 느낌이 오면 스멀스멀 불안해지기 시작하는 것이다. 마음에 행복이 차면 헬륨풍선처럼 점점 부풀다가 결국 둥둥 날아올라 하늘에서 펑하고 터져버릴 것만 같다. 그래서인지 한동안 내가 행복해도 되는 사람인가에 대해 그리고 내가 이 행복을 담을 만한 그릇을 가진 사람인가에 대해 고민했었다.

며칠 전에 좋은 기억들을 자꾸자꾸 습관처럼 꺼내다 보면 습관처럼 행복해질 수 있을 거라는 글을 썼는데, 이렇게 습관처럼 행복할 때 마음이 둥둥 날아가 터져버리지 않도록 가슴속에 잘 간직해 두어야겠다. 그러다 보면 내 마음도 지금보다 조금 더, 그리고 그것보다 조금 더 질겨질 수 있을 것이다.

도대체 내 마음에 뭐가 그리도 그득그득 들어 있어서 자꾸만 넘어지는지 궁금하긴 하지만 진짜로 가슴을 도려내서 마음을 볼 수 있다고 해도 참아봐야지. 무작정 마음을 꺼냈다가 모든 것들이 연기처럼 사라져서 더 이상 작은 행복조차도 담을 수 없어진다면 큰일이니까.

새벽에 쓰는 글은 원래 좀 오글거리기 마련이다. 오늘 첫 나이트 근무라 아직 적응을 못해서 반 수면 상태로 쓰는 글이니 그냥 그러려니 지나치듯 읽어주셨으면 한다. 어쨌든 횡설수설한 이 이야기의 마무리를 지어보자면, 불 다 꺼진 병동에서 홀로 지새우는 밤이라 무서울 줄 알았는데, 2호실 조현병 환자분은 잠이 안 온다고 밤이 새도록 복도 산책을 하시고, 4호실 치매 할머니는 빈 허공에 "밥 먹었슈?", "내도 데려가! 따라갈랑께!"소리치시고, 나랑 눈이 딱 마주친 사랑하는 1호실 할머니가 평소와 같은 목소리로 "이쁜이 왔어. I love you!"라고 하셔서 당황한 나머지 손을 허우적거리다 살포시 할머니 입을 가리고 "할머니… 쉿… 쉿…! 나도 I love you."라고 대답했던 것들, 그리고 어둡고 고요한 이 병동에서 이런 유치한 글을 쓰고 있는 이 모든 순간들이 습관처럼 꺼내 습관처럼 행복하게 만들어줄 오늘의 기억이다.

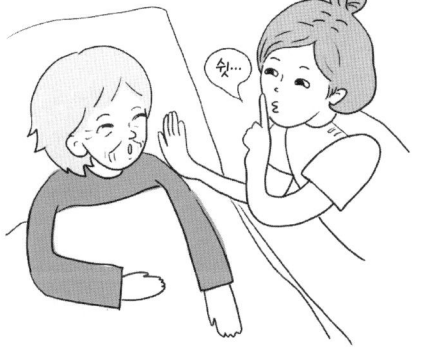

## 띵동! 선물입니다!

아무래도 삶의 목표가 생긴 것 같다. 그건 바로 '귀엽게 늙기' 우리 병동에 귀여우신 환자분들 다 자랑하려면 밤을 새워도 모자라서 한 번에 다 이야기할 순 없지만, 오늘은 특히나 자랑하고 싶은 일들이 있었기에 이렇게 적어본다.

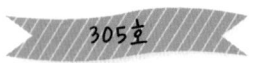
305호

'안녕하세요', '반갑습니다', '안녕히 가세요', '아이고 참말로', '안아주세요' 뇌졸중으로 쓰러지신 이후 이렇게 다섯 개 말만 하시는 할머니가 내가 얼마나 좋냐는 질문에 처음으로 "하늘만큼"이라고 대답해 주셨다. 한동안 "사랑해요"를 같이 연습했었는데, 한 글자 한 글자 말을 바로 따라 하는 건 조금 하셨지만 혼자 처음부터 다시 발음하는 건 어려워 하셨다. 그런데 "얼마큼 좋아요?"라는 나의 질문에 눈동자를 위로 올리고 골똘히 생각하시더니 천천히 또박또박 "하.늘.만.큼"이라고 대답하셨다. 순간 내가 제대로 들었나? 혹시 꿈인가? 싶어서 심장이 파르르 떨렸다. 정말 '하늘만큼'이라고 하셨다. 하늘만큼 하늘을 가진 기분이다.

라운딩을 돌 때 할머니를 마주치면 할머니를 꼭 안아드리며 말한다.

"할머니 너무 예뻐요. 공주님 같아 어떻게 해!"

그러고는 볼을 비비대면 할머니는 광대를 보름달처럼 빵긋 올리고 대답하신다.

"아이고, 참말로~"

할머니는 애교를 부른다. 할머니가 계신 병실의

간병사님도 할머니한테 푹 빠져계신다. 자리도 남는데 꼭 할머니 침대 끄트머리에 기대 누워 같이 티비를 보고 계신다. 이에 질세라 나도 침대 끝에 엉덩이 한 쪽을 슬쩍 집어넣어 잠시 할머니의 포근한 다리 베개를 만끽했다.

"안녕가세요? 아이고~ 참말로~"

우리 공주님 할머니는 그럴 때마다 세상에서 가장 행복한 사람처럼 웃으신다. 그런 할머니의 웃음소리를 나는 사랑한다.

"아주 애교덩어리야~"

옆에 계시던 할머니는 철없는 나의 어리광을 보면서도 애교덩어리라며 좋아해주셨다.

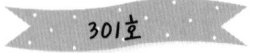
301호

"how are you doing?", "okay!", "thank you!" 만 반복해서 이야기 하시던 할머니가 하실 줄 아는 새로운 문장이 생겼다.

"I love you, thank you."

"I love you too granny" 저도 사랑해요.

## 203호

203호에는 작은 체구에 동그란 얼굴, 차분히 내려앉은 회백색의 짧은 머리카락을 가진 소녀 같은 할머니가 조용히 성경책을 읽거나 색칠공부를 하고 계신다.

할머니는 배를 누르면 "I love you!" 하고 소리나는 곰인형처럼 포옥 안아드리면 항상 "고마워~"라고 하신다.

할머니는 오늘도 언제나처럼 한참동안 내 손등을 쓸어내리며 눈을 떼지 못하셨다. "아이~ 곱다… 고와…" 할머니의 목소리는 평화로운 바람에 흔들리는 풀잎 같다. 초록색이 무성하게 자란 숲속은 사이사이 빈틈없이 찾아오는 햇빛살에 풀잎들도 나뭇잎들도 노란색이 조금 더 섞인 연두빛이 되고, 단잠 자기 딱 좋은 그림자와 저 멀리서

희미하게 들려오는 매미소리. 할머니는 서늘한 여름을 닮으셨다.

"나이가 몇 개나 먹었어?"

"스물 다섯 개요! 스물 다섯 살!"

나는 귀가 잘 안들리시는 할머니를 위해 손가락 다섯 개와 두 개를 한번씩 보여드리며 대답했다.

"아이고… 그렇게나 먹었어? 나는 열아홉 먹은 줄 알았어."

"정말요? 열아홉이요? 아싸!"

"그러면… 결혼해야 되겠네 이제?"

"저 결혼해요? 결혼하면 할머니도 제 결혼식 보러오실거죠?"

"응. 가야지~"

"진짜 꼭 와야 돼요!"

"그래~ 그래~"

언젠가 내가 누군가와 결혼을 한다면 할머니가 곱게 한복 차려입고 우리 할머니 대신 같이 사진 찍는 것도 너무 좋을 것 같다. 나의 욕심인걸 알지만 그래도 좋다.

할머니들은 꼭 내 마음이 마를 때마다 때마침 내리는 단비 같은 선물이다. 나의 선물같은 이야기를 읽고 있는 당신의 하루도 자랑하고 싶은 근사한 선물이 되기를 바란다.

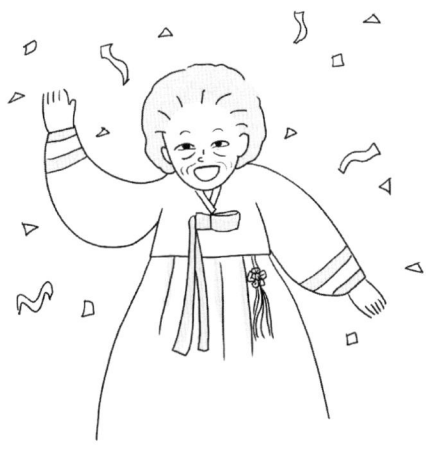

## 간호선생 박탈

위층에는 오랜 시간 동안 요양병원에 지내며 1~2주에 한번 항암치료를 받으러 가시는 할머니가 계신다. 할머니는 늘 비슷한 표정으로 산속의 작은 계곡이라도 바라보는 듯 창밖을 가만히 응시하신다. 따로 항생제를 맞는 경우는 없으셨지만 가끔 기운이 없을 때 주사 영양제를 맞고는 하시는데, 반복된 항암 치료와 흘러가는 세월 사이 속수무책으로 얇아지고 약해지는 혈관을 찾기란 쉽지 않은 일이었다.

그날도 할머니가 오랜만에 영양제를 맞기로 하셔서 할머니의 손등과 전완을 한참 동안 문지르며 터지지 않을 것 같은 혈관을 찾고 있었다. 한 번 시도 후 IV 카테터에 피가 맺히자마자 혈관이 터졌는지 피는 나오지 않고 찌른 부위만 파랗게 멍이 들었다. 나는 땀을 뻘뻘 흘리며 반대편 손등에 더욱 신중히 바늘을 꽂아 라인을 잡았다. 실수한 손등을 지혈하고, 반대 손에 다시 라인을 잡아 수액을 다는 내내 나는 할머니께 미안해했다. 종이테이프로 라인을 고정하면서 할머니 손을 쓰다듬으며 괜찮으시냐고 물어보는 나에게 할머니께서 조용하고 부드러운 목소리로 말씀하셨다.

"선생은 사람이 너무 착혀서 오래 일을 못하겠소."

"제가요? 아니에요. 저 되게 못됐어요."

"아니여."

"저 욕도 되게 잘해요."

나는 착하지 않은데, 착하다는 말을 들으면 당신을 속이고 있는 것 같다는 생각에 기분이 찝찝해져서, 어떤 말이라도 내가 그리 착한 사람은 아니라는 것을 해명하곤 했다.

"아니여. 내가 알아. 살면서 사람들을 하도 많이 보다 보니께는 척 보면 어떤 사람인지 보여. 선생 같은 사람은 간호사 하면 안 돼. 내가 저~기 항암치료 받으려고 ㅇㅇ대 병원도 20년을 넘게 댕기고 하다 보니까는 간호사는 독한 것이 좀 있어야 쓰겠더라고. 선생은 너무 순해. 그라고 독한 것이 없슈."

"그래요? 그럼 전 뭘 해야 될까요?"

"모르지 그것은. 찾아봐야겠지."

"저 글 쓰는 거 좋아하는데, 소설가로 살까요?"

"그런 것도 좋지. 간호사는 아니여."

할머니가 해주신 얘기를 친구한테 들려줄 생각에 퇴근 시간이 기다려졌다. 내가 착하고 순해서 간호사를 하면 안 된다니.

"야, 오늘 어떤 할머니가 내가 너무 착하고 순해서 간호사 오래 못할 거 같다고 하셨다."

"푸학! 누가? 네가?"

내 예상대로 친구는 배꼽이 빠지도록 끅끅거리며 웃어댔다.

"어. 그래서 나 안 착하다고 욕 잘한다고 그랬는데, 아니래 크크"

"너 이 가식적인 자식! 그 할머니가 너 욕하는 모습을 보셔야 하는데!"

친구가 장난으로 내 멱살을 잡고 흔드는 시늉을 하며 말했다.

"왜, 맞는 말이지~ 나 욕 끊었어. 이제 예쁜 말만 하잖아~"

나는 고개를 살짝 들어 아래로 내려다보며 재수 없는 공주님 같은 표정을 하고 머리카락 끝을 살짝 휘날려 주며 대답했다.

"오우 씨… 그럼 내가 들은 건 뭔데… 이런 나쁜 간호사 같으니라고."

"지는."

"난 진짜 간호사 하면 안 돼."

"그러니까. 자퇴한다더니 왜 아직까지 간호사 하고 있는 거야."

"나 때려치운다. 딱 기다려."

입학할 때부터 자퇴를 꿈꾸던 친구는 아무래도 나와 다른 대학 친구들과 함께 오래도록 간호사를 하지 않을까 싶다. 이 말을 하면 또 길거리에서 사람들이 이상하게 쳐다보든 말든 아니라고 뛰었다가 빙글빙글 돌다가 엉덩이를 씰룩쌜룩 소리를 꽥꽥 지를 것이 분명하기에 꼭 만날 때마다 이야기해 주어야겠다. 너는 우리와 영원히 함께 할 것이라고.

반년이란 시간이 훌쩍 지나버린 아직은 덥지 않은 따사로운 여름의 오후. 할머니가 항암치료를 받으러 가기 하루 전날 외진 준비를 도와드리려 올라갔다. 외출신청서에 할머니 사인을 받고, 항암 전에 붙이는 패치도 붙여드렸다. 참외를 깎아 드시고 계셨던 할머니가 너도 먹어 보라며 한

조각을 건네주셨는데, 나는 참외를 별로 안 좋아해서 저는 괜찮으니 천천히 많이 드시라고 했다. 그리고 잠시 옆에 같이 앉아 말을 걸었다.

"할머니, 할머니가 예전에 저한테 그러셨잖아요. 간호사 하지 말라고. 기억나세요?"

"그랬지. 기억나지."

"지금은 어때요? 간호사 해도 될 것 같아요?"

"지금은 잘 혀."

"그때랑 지금이랑 뭐가 달라요?"

참외를 다 드신 할머니는 과도와 휴지와 그릇들을 주섬주섬 정리하시고 창가 쪽을 향해 자세를 고쳐 앉고는 대답하셨다.

"처음 봤을 때는 너무 곱게 자란 것 같아서 뭔가에 부딪쳐보고 잘 헤쳐 나갈까 싶었지. 내가 저짝 간호사 하고 있는 친척이 있는데, 말로 보통 어려운 일이 아니라더라 하드라고. 간호사는 독한 것이 있어야 하는데, 선생은 너무 순해서 힘들 것 같다~ 그렇게 생각했었지. 나도 참… 그렇게 함부로 판단하면 안 되는 것인디. 주제넘는 소리를 해 싸부렀어."

"…"

"가만히 보니까 저렇게 곱게 컸는데… 굳이 필요 없이 이 길을 왜 택했을까 싶었지"

"곱게 자랐을 것 같은데, 힘든 일을 굳이 왜 하는가 싶으셨어요?"

"그지. 그런디 지금은 잘할 것 같어. 이제는 밝아지고, 처음에는 수줍어 보였는데. 사람은 닳고 닳아야 되는 건 거라."

"맞죠. 저 많이 밝아진 것 같죠. 저도 많이 닳고 닳았나 봐요."

"아무리 곱게 컸어도 20대부터는 내 덕으로 살아야 하는 거여. 나만 잘한다고 되는 것이 아니고, 덤빌 땐 덤비고 싸울 땐 싸워야 혀."

나는 할머니가 해주신 말을 곱씹으며 할머니의 시선을 따라 창밖을 멍하니 바라보았다.

"할머니는 밖에 보면서 무슨 생각하세요?"

"청산은 나를 보고 말없이 살라하고/ 창공은 나를 보고 티 없이 살라하네/ 성냄도 벗어놓고 탐욕도 벗어놓고/ 물같이 바람같이 살다가 가라 하네."

"…"

"이게 나옹 선사 스님이 지으신 시여. 내가 불교 사람이거든."

"아! 불교. 할머니는 매일 그런 생각하고 계셨구나."

"… 좋은 날 좋은 시에 춥도 덥도 안 한날. 저녁밥 잘 먹고 자는 잠에 인도하소서. 나무아비타불 나무아비타불. 그런 거 허유."

좋은 날, 좋은 시, 춥도 덥도 안 한날. 그래 오늘 같은 날. 곱게 자란 어린애가 할머니의 간호사가 되던 날.

## 두려움에 대한 고찰

 나는 어려서부터 아주아주 겁이 많다. 조금만 무서운 영화를 보거나 무서운 이야기를 들은 날이면 하루종일 등 뒤가 서늘한 게 귀신이 쳐다보고 있는 느낌을 받았다. 혹여나 귀신이 나를 따라 집에 같이 들어올까 후다닥 들어와 재빠르게 등 뒤를 확인하고, 문을 얼른 닫아버리곤 했다. 10살도 되기 전 어느 명절날 괜한 호기심으로 사촌오빠가 보던 스펀지 공포특집을 같이 본 적이 있었다. 그날 이후로 몇 년간 잠든 사이 귀신이 나의 머리카락 개수를 세어보거나, 손가락 발가락 개수를 세어볼까 봐 머리카락은 등 뒤로 넘기고, 손가락 발가락은 이불속에 꼭꼭 감추어야만 안심하고 잘 수 있었다. 초등학교 3학년 때 선생님이 학교에서 공포영화를 틀어주셨을 때도 나를 포함해 3명 정도가 무섭다고 우는 바람에 중간에 영화를 끈적이 있었다. 그때 앞자리에 앉은 남자애가 너네 때문에 다 못 봤다고 짜증 냈던 게 괜히 서러웠다.

이곳 병원에는 이따금 내가 그토록 무서워했던 귀신이 출몰하곤 한다.

"저거 까만 거 누구여?"

"까만 거요? 저기 아무것도 없어요!"

"없슈?"

"네!"

"아이고매! 저리 가! 저 까만 놈들이 나를 잡으려고 왔나벼!"

"까만 거 없어요. 할머니! 걱정하지 마세요. 혹시 나쁜 놈들 오면 내가 다 물리쳐줄게요!"

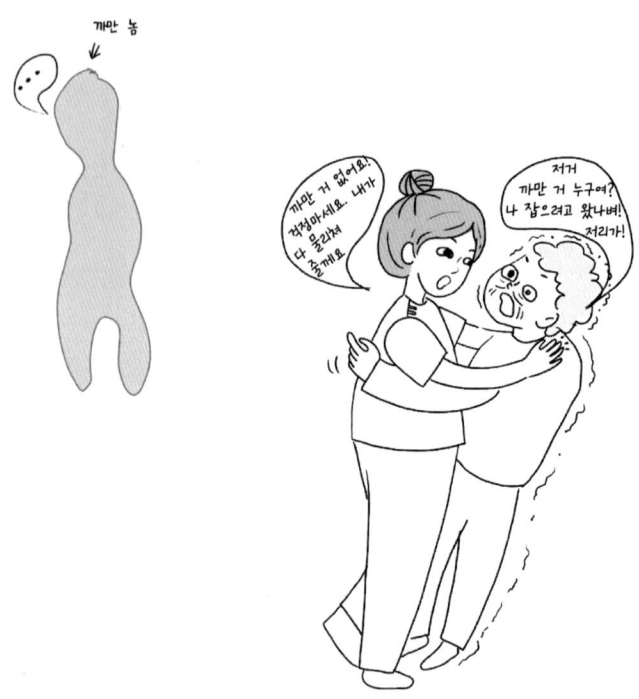

 환자 분들이 잠을 잘 못 자거나 건강이 안 좋아질 때면 '까만 놈'들이 나타난다. 할머니에게 '까만 놈'이 처음 나타난 지도 3개월이 지났다. 이제는 그놈들이 어느 날

불쑥 찾아와도 무서워하지 않으시고 오래된 친구마냥 대화를 나누신다. '까만 놈'들이 뭐라고 대답하는지 우리는 알 수 없지만 할머니는 주로 이렇게 말하신다. "왜 왔슈?", "어디가!", "밥 먹었어?", "뭘 봐, 이 잡것들아!", "뭐라고? 배가 고프다고?"

몇 달 전 입원한 지 얼마 되지 않아 돌아가셨던 할아버지도 돌아가시기 전날 나타난 '까만 놈'들이랑 말다툼을 하셨었다. 이러한 섬망 증상은 신체적 상태의 악화나 약물 등 여러 이유로 발생하는 가역적인 뇌의 기능장애인 것을 알지만, 그럼에도 '까만 놈'이 나타났다고 하면 우리는 "저 놈의 저승사자가 또 왔어."라며 누가 돌아가시진 않을까 혀를 끌끌 차며 작은 변화라도 더욱 주의를 기울이게 된다.

며칠 전 나이트 근무를 하던 중 알콜리즘 환자 한분이 바지에 오줌을 지린 채 비몽사몽 다른 병실에 들락거리려고 하는 걸 밤새 잡으러 다닌 적이 있었다. 화장실도 찾지 못하고 계속 좀비처럼 서성거리셔서 화장실까지 모셔다

드리려고 했는데, 냉장고 옆을 빤히 노려보더니 갑자기 화를 내셨다.

"아이 좀 봐요!"

"왜요?"

"여기 귀신 있잖아…"

"귀신 없어요."

"왜 없어, 저기 있잖아. 아이씨… 귀신 주제에 사람을 왜 저렇게 쳐다보고 있어!"

환자분은 그곳에 귀신이 서 있다고 확신하고, 공중에 주먹을 한 대 날릴 기세로 몸을 냉장고 쪽으로 기울였다. 명문대를 졸업하고, 일본 유학까지 다녀왔었던 환자분의 백세 인생 중 절반 하고도 그 이상의 일상은 20살 때부터 양껏 마셔 온 막걸리에 의해 이리저리 흔들리고 있었다. 섬망 증세가 없을 땐 아빠처럼(우리 아빠랑 나이가 같으셔서 더욱 친근하게 느꼈었다.) 같이 티격태격 장난도 치고, 움직이기 어려운 다른 환자분들을 성심껏 챙기는 성실하고 착한

분이신데 바깥의 눈으로 보기에는 그냥 '알콜리즘 환자'로만 치부되는 게 마음이 쓰렸다.

25살. 살아봤자 얼마나 살았을까 싶을 수도 있겠지만, 사는 동안 귀신보다 무서운 것들이 너무 많아서 이제는 그곳에 진짜 귀신이 있었다고 하더라도 다 이길 수 있었을 것 같다. 두려움에 점점 무뎌진다. 얇게 팔랑이던 마음은 점점 강해진다. 무뎌져야만 강해지는 마음이라면 기꺼이 무뎌지고, 기꺼이 강한 사람이 되고 싶다.

요즘 내가 가장 무서워하는 것은 무엇일까 생각해 봤다. 아주 어릴 적에는 호랑이와 망태할아버지를, 그다음엔 귀신과 죽음을, 그다음엔 사람을 제일 무서워했다. 요즘 들어 가장 무서운 것은 삶을 포기하고 싶은 마음과 세상의 무관심이다.

급성기 병원과는 다르게 요양병원은 입원기간이 정해져 있지 않기 때문에 이곳에도 10년 이상 입원해 계시는 분들이 많이 계신다. 오랫동안 입원해 있으면서 몇 번이나 죽을 고비를 넘긴 할머니의 가족은 고비라고 연락드릴 때마다 몇 번이나 임종면회를 오셨다. 거듭된 임종면회와 그 기간만큼 거듭된 할머니를 보내드릴 마음의 준비는 닳고 닳아 지켜보는 가족도, 얇고 길게 삶을 유지하시고 있는 할머니도 지치게 만들었다.

팀 보울러의 소설 '리버보이'에 이런 대화 장면이 있다.

"죽음은 아름답지 않아."

"아름답지 않은 것은 죽음이 아니라 죽어가는 과정이겠지."

고등학생 때 처음 이 소설을 읽었을 땐 죽어가는 과정 사이의 고통이나 점점 약해져 가는 모습이 아름답지 않은 것이라고만 생각했다. 그런데 요즘 내가 가장 무서워하는 것이자 아름답지 않은 것은 기약 없이 길어지는 죽음의 과정 때문에 점차 지쳐가는 환자와 환자의 가족에게 스멀스멀 찾아오는 그 누구도 탓할 수 없는 포기하고 싶은 마음이다.

내가 맡은 병동은 중환자실이 아니라 사망하는 환자가 거의 없었지만, 어쩌다 한번 오랜 시간 같은 병실에서 동고동락해 온 다른 환자가 돌아가시면 그 병실은 며칠간 숙연해진다. 재활치료를 위해 단기 입원한 경우가 아니고서야 다음 죽음은 내가 될지도 모른다는 두려움과 나도 얼른 떠나고 싶다는 후련한 부러움이 섞인 적막한 밤이 한동안 이어진다.

우리 병동에는 유독 독거 어르신이나 기초생활수급자 환자가 많다. 독거인 경우 외진일정이 잡여있어도 같이 가 줄 보호자가 없기 때문에 못 가고 취소되는 경우가 왕왕 있다. 상황에 따라 필요한 비타민이나 유산균 같은 영양제를 사다 줄 사람도 없다.

기초생활수급자 환자분의 사정도 크게 다르지 않다. 격리 병실에 계시는 한 할아버지는 할머님과 아주 애틋한 잉꼬부부시다. 입원해 있는 할아버지를 보러 가족들이 면회를 올 때면 할머니는 하염없이 할아버지의 손을 쓰다듬으며 눈을 떼지 못하신다. 할머니는 면회가 끝나도 차마 발걸음이 떨어지지 않으시는지 병실을 나왔다 들어갔다 하시며 할아버지를 애타게 바라보셨다. 몇 주 전 경제 사정이 더 어려워지신 할머니가 할아버지 손을 잡고 우시며 "그냥 우리 같이 죽읍시다."라고 하셨다. 귀가 안 좋으신 할아버지는 아마 그 말을 못 들으셨겠지만 언제나 가족에게 미안해서 빨리 퇴원하시려고 혼자서도 열심히 운동해 오셨다.

수급자가 아니더래도 병원에 입원해 있는 것에 대해 자식들에게 경제적으로 민폐를 끼치는 거라고 생각하시는 분들도 많으시다. 그래서 제대로 서있는 것도 어려우시면서 대소변을 기저귀에 보지 않고 화장실에 가서 보겠다고 고집 피우시는 경우가 비일비재하다. 이런 경우 환자분께 돈 드는 거 아니라고 한참을 설명해 드려야 안심하고 편히 누워 쉬신다. 그럴 때마다 돈이 사람을 지배하고, 세상을 주무르고 있는 것 같아서 화가 울컥 올라온다.

어느 날 나이트 근무 퇴근하고 아침식사를 하시는 아빠 옆에 쓰러지듯 널브러져 누웠다.

"아빠, 내가 가진 게 너무 많은 것 같아. 그 사람들한테는 아무것도 없는데. 가끔 간식 쥐어드리는 것 말고는 해 줄 수 있는 게 없어서 바보가 된 것 같아. 내가 힘이 있는 사람이면 좋겠다."

"세상은 원래 불공평해. 너무 하나하나 다 신경 쓰려고 하지 마. 그러다가 네가 지치는 수가 있어."

"내가 왜 지쳐. 환자들도 나랑 똑같은 사람이잖아. 세상이 그 사람들을 버린 것 같아. 그러면 안 되는 거잖아."

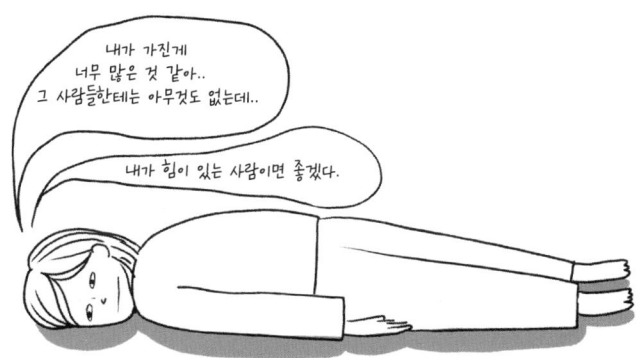

눈물이 났다. 잠이 부족해서 그런가… 억한 감정이 마음을 저미고 바다 물밀듯 광대까지 올라왔다.

"득이 되는 쪽으로 움직이는 게 인간이니까. 우선 얼른 들어가서 자. 일단은 네가 건강해야지. 힘들면 그만둬버려!"

"아빠는 뭐만 하면 만날 그만두래! 내가 괜찮다는데! 내가 알아서 할 거야!"

나는 괜히 아빠한테 신경질을 부렸다. 마음이 불편해지는 날이면 우리 엄마, 아빠는 아무런 잘못도 없이 억울해진다.


창문 밖으로 보이는 요양병원 맞은편 도로가 가로등 불빛 아래 낭만인 듯 뻗어있다. 하얀 페인트로 일방통행이라고 크게 쓰인 도로는 내가 간호사가 되기로 했던 순간의 결심을 돌이키지 말고 쭉 나아가라고 말하고 있는 것 같았다. 그렇게 믿고 싶었다.

도로 건너편에는 아이들 웃음소리 한번 들리지 않은 텅 빈 놀이터가 있다. 그 모양이 영 쓸쓸해서 귀신이라도 까닥까닥

그네도 타고, 시소도 타주면 좋겠다고 생각했다. 문 잠긴 이곳의 새벽은 겨우 그 정도로 무서워하지 않을 테니. 어쩌면 우리 병동의 할머니 할아버지는 이 마저도 반갑다며 즐거워하실지도 모르겠다.

## 달이 뜨면 우리는

"잠이 안 와서 죽겠어. 한숨도 못 잤어 한숨도. 잠자는 약 좀 줘."

취침 전에 먹는 약을 중단하기가 무섭게 캄캄한 병실에서 홀로 뜬 눈으로 밤을 지새우며 잠 오는 약을 애타게 찾는 환자분들을 보면 식은땀을 한참 흘리고 나서야 지쳐 잠들었던 나의 어린 시절이 겹쳐 보인다.

엄마는 내가 애기 때부터 잠을 통 자지 않아 고생했다고 했다. 한참을 토닥거리다가 잠든 줄 알고 조용히 손을 내리고 얼굴을 봤을 때, 엄마는 번쩍 뜬 나의 눈을 보면서 심장이 쿵- 떨어졌다고 했다. 어렴풋이 기억나는 4살의 나는 홀로 새벽에 일어나 엄마가 아직도 안 자냐며 혼낼까 봐 숨죽이고, 조용히 벽에 붙은 9x9 그림 단어를 반복해서 읽고는 했다.

  어느 날은 나 혼자만 남겨두고 모두가 잠든 밤이 너무 무서워 악몽을 꾼 척 비명을 지르기도 했었고, 일하고 겨우 잠에 든 아빠 다리 사이를 잠꼬대인 척 발로 찬 적도 있었다. 그 누구도 나보다 늦게 잠드는 사람이 없었기에 적막한 새벽은 오롯이 나 혼자만이 감당해야 할 어둠이자 모험이었다. 유치원에서 6.25 전쟁과 관련된 영상을 보고 온날은 밤마다 우리 가족이 자는 사이 북한군이 쳐들어오지는 않을까 남몰래 보초를 섰다. 그보다 조금 더 어렸을 적에는 호랑이가 내려와 창문을 뚫고 방으로 들어올까 봐 자려고 노력하면서도 10분에 한 번씩은 눈을 부릅뜨고 창문을 지켜보았다. 무서운 이야기를 들은 날에는 어디선가 지켜보고 있을 것만 같은 귀신의 모습이 자꾸만 상상 속에서 구체화되어 식은땀을 한 바가지 흘리고 나서야 지쳐서 해가 뜰 무렵 잠에 들었다.

이어지는 불면증에 나에게 악몽은 '밤' 그 자체가 악몽이었다. 잠을 잘 자는 방법 같은 것들이 소용없었다. 잔다는 행위는 싫은 것을 넘어서 끔찍할 때도 더러 있었다. 매일 밤 잠을 잘 잔다는 게 어떤 느낌인지 나는 대학교 3학년이 되어 처방받은 약을 먹으면서야 알게 되었다. 이게 '잠'이라는 거구나. 잠을 잘 자면서 내 본성이 생각보다 예민한 사람이 아니라는 것을 알게 되었고, 신경이 팽팽한 느낌이 없는 머리의 느낌이 무엇인지 알게 되었다. 그런데 웬걸 그동안 불면증으로 고생만 했었는데, 최근 나이트 근무를 시작하면서 불면증 덕을 조금 보고 있는 중이다.

 환자분들이 모두 잠든 새벽, 낮과 밤이 바뀐 2호실 환자의 슬리퍼 끄는 소리와 4호실 할머니의 잠꼬대 소리만 남은 어두운 병동에 다른 사람들과는 조금 다른 시차의 삶에 적응 중인 내가 있다. 새벽이 되면 어스름한 달빛 때문인지 창밖으로 보이는 조용한 차도가 왠지 멋있어 보인다. 딱 이럴 때 달빛이 내려오고 아무도 보지 않는 저 도로 가운데서 가면무도회를 연다면 얼마나 행복할까. 얼마 전 하늘나라로 먼저 올라가신 할머니들도 무도회에 잠시 들러 인사라도 나누면 좋을 텐데. 환자분들이 유독 새벽에 꿈꾸듯 돌아가시는 경우가 많아서 그동안 작별인사도 못하고 보내드린 할머니, 할아버지가 영 마음에 걸린다.

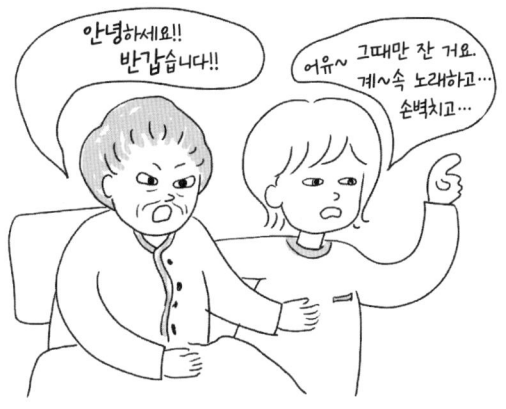

해가 뜨고 환자분들 잘 주무셨는지 확인하려고 위층으로 먼저 올라가면 잔뜩 화난 할머니가 침대에 앉아계시곤

한다. "안녕하세요!!! 반갑습니다!!!" 같은 말만 반복하시는 할머니의 표정과 손짓을 보면서 무슨 말이 하고 싶으신 건지 맞춰야 하는 시간이 돌아왔다.

"할머니 화났어요? 왜… 왜 화가 나셨을까?"

"안녕하세요!!! 반갑습니다!!!"

"저 할머니가 시끄러워서? 못 잤어요?"

할머니는 자기가 하고 싶었던 말을 맞추면 큰소리로 대답하신다.

"네!!!"

"아, 그래서 지금 할머니 피곤하구나! 맞아요?"

"네!!!"

"제가 몇 번 왔을 때는 다 조용히 자고 계셨는데…"

"어유~ 그때만 잔 거요! 계~속 노래하고 손뼉 치고… 잠깐 조용할 때만 온 거요!"

간병사님도 잔뜩 화가 나 계셨다. 어쩜 내가 올라갈 때만 조용하신 건지… 나도 할머니가 새벽에 어떻게 노래

부르면서 손뼉 치는지 궁금해졌다. 오늘은 또 조용하신 것 같지만 말이다.

   이곳 나이트는 혼자 근무하기 때문에 시간이 천천히 흐를 줄 알았는데, 유독 상상력이 풍부해지는 새벽인지라 시간이 어떻게 흐르는지도 잘 모르겠다. 요즘 바다를 배경으로 단편소설을 쓰고 있는데, 4일 만에 거의 원고지 89장을 쓰고 결말까지 그려두었다. 아무한테도 안 보여 줄 소설이지만 새벽이랑 잘 어울리는 글 같아서 마음에 든다. 이제 새벽 5시가 가까워지고 있다. 6시가 되면 다시 하루를 위한 준비를 하러 바삐 움직여야 하기 때문에 오늘은 여기까지만 적어야겠다.

## 마음 속 비밀 단어

말에는 힘이 있다. 입술을 사이에 두고 생각만 하는 것과 그것을 입 밖으로 내뱉는 것 중에 어느 것을 선택할지는 오로지 자신의 책임이며 그 결과를 감당해야 한다. 하지만 종종 우리는 말에 힘이 있다는 사실을 잊고 지내고는 한다. 우리는 우리에게 상처가 될 수도 있는 말을 듣고도 아프지 않은 척해야 하고, 약점을 찌르는 무례한 말을 듣고도 아무렇지도 않은 척 담담해야 할 때가 있다. 정작 그런 말을 책임감 없이 내뱉은 사람은 그게 상대방에게 어느 정도의 폭력이 될지 생각조차 하지 않는다. 결국 말에 힘이 있다는 것은 그 말로 인해 상처받은 사람들이 그 책임을 온전히 감당해야 한다는 것을 의미하는 것이다. 세상에는 사람들을 아프게 하는 말이 난무하지만 결국 죄인은 아픈 사람이 되곤 한다. 더 단단한 마음을 겸비하지 못한 죄랄까.

내가 있는 병동에는 개인 간병사가 24시간 돌봐주셔서 어쩌다 한번 특별히 확인하는 경우 제외하고는 의사든 간호사든 들어가지 못하는 1인실 방의 고독한 환자 한 분이 계신다. 할아버지는 뇌출혈 이후 표정으로 간신히 불편함을 표현하는 것을 제외하고는 그 어떤 말도 어떤 소리도 내지 못하신다.

어느 날 개인 간병사가 휴가를 떠나면서 간호사가 대신 할아버지를 돌봐드리게 되었다. 할아버지는 내 목소리를 따라 눈동자를 천천히 움직이셨고 그러다가 가만히 내 눈을 응시하셨다. 다른 곳은 한 번도 보지 않으시고 적어도 내가 앞에 있는 동안은 내 눈만 가만히 들여다보셨다. 말만 못

하실 뿐이지 소리도 다 들으시고 무슨 일이 일어나는지 다 아시는 상태여서 심심해 보이는 할아버지에게 내 이름도 알려드리고, 사진 한 장 한 장 보여드리면서 내 동생과 친구들 그리고 남자친구를 보여드렸다. 조금 느리긴 했지만 할아버지의 눈동자는 사진과 내 얼굴을 왔다 갔다 하면서 열심히 들으려고 하시는 것 같았다.

크리스마스에 찍어두었던 교회 트리 장식도 보여드렸는데, 빵모형으로 장식한 트리가 너무 신기하다면서 진짜 빵인 줄 알았다고 확대해서 보여드리자 오른쪽 광대가 아주 살짝 씰룩 움직였다. 할아버지를 웃긴 것 같아서 기분이 좋았다. 한참을 이야기하다가 문득 할아버지도 하고 싶은 말이 있지 않으실까 궁금해졌다. 착각일 수도 있지만 눈물이 맺힌 눈동자를 가만히 들여다보았다. 혹시라도 할아버지의 마음속이 보일까 한참을. 내 눈은 할아버지의 마음속까지 엿보기에는 역부족이었다. 무슨 말을 더 해야 하나 순간 어색해진 듯한 공기 기운 때문에 내 손을 꼭 잡고 있는 할아버지 손을 찍어 친구 된 기념이라고 하면서 보여드렸다.
할아버지는 우리의 손 사진을 한참 동안 바라보셨다.

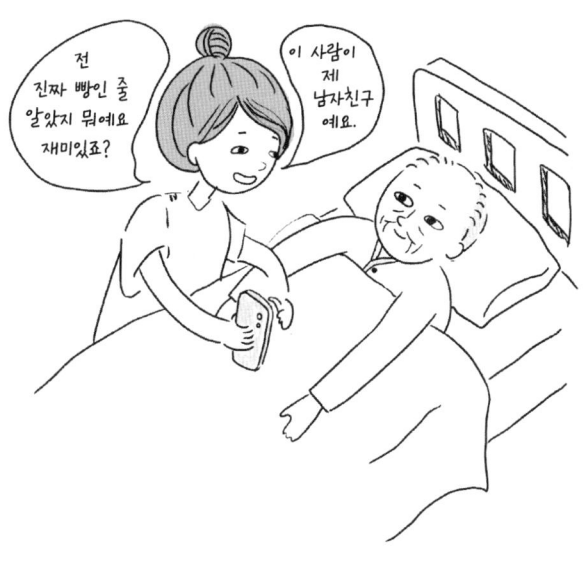

"하고 싶은 말 있으세요?"

할아버지의 왼손이 파들파들 떨리면서 천천히 올라와 내 두 손가락을 잡아 아주 아주 천천히 자신의 오른 어깨 위로 올려 살며시 내려놓았다. 뭘 원하는지는 알 수 없었으나 오른 어깨에 내려진 나의 왼손은 할아버지에게 작은 응원의 의미로 몇 번의 토닥임을 드릴 수 있었다. 할아버지의 눈은 나를 넘어서 내 마음과 이야기하고 있는 것처럼 깊고 투명했다. 가만히 보고 있자면 할아버지의 빈 동공 속으로 풍덩 빠져버릴 것만 같았다.

퇴근하고 버스에서 내려 괜한 한숨 한번 내뱉고 하늘을 봤다. 달이 너무너무 하얘서 눈을 두세 번 깜박이고 나서야 달인 줄 알았다. 한참을 고개를 올려 하늘을 바라보았다. 어두운 밤에서 더욱 짙은 밤이 되자 드디어 난 이곳이 어딘지 깨달았다. 할아버지의 마음 속이다.

내가 달이라고 생각했던 하얀 원은 할아버지의 마음속에 자리 잡은 하고 싶은 말들이 우물 안 개구리 마냥 보고 있는 할아버지의 빈 동공이었던 것이다. 어느 날 밤 나는 할아버지의 하고 싶은 말이 되었다.

할아버지가 하고 싶었던 말은 이리저리 치이고 뭉개지다가 저 세상 밖은 무서운 말들이 너무 많으니 우리는 무서운 말이 되지 말자 다짐했고, 가만히 빛이 들어오는 출구만 보다 말다 하다가 구태여 나가야 할 필요성을 못 느낀 거다. 할아버지가 하고 싶었던 말은 그렇게 숨어있는 나와 같았다. 이곳에서 나는 온갖 나가지 못한 말들이 그득그득 합쳐진 단어 뭉치었다. 어떤 단어를 먼저 내뱉어야 할지도 갈피를 못 잡은 뭉텅이었다.

가끔 나는 비밀스러운 사람이 되고 싶다고 생각한다. 그래서 할아버지 마음속의 단어 뭉텅이들이 어떤 생각을 하고 있을지 조금은 알 것 같기도 하다. 아마 할아버지가 하고 싶은 말들은 저 밖으로 나가 어떤 힘을 가지게 될 줄 모르는 말이 되는 것보다 꼭꼭 숨어 아무것도 아닌 뭉텅이로 사는 게 사람들에게 더 좋은 일 일지도 모른다고 생각하고 있을 것이다.

혹여나 할아버지의 마음속 뭉텅이들이 세상 밖으로 나오고 싶어 한다면, 그런데 할아버지에게 아직 그럴 힘이 있지 않다면 나는 할아버지의 마음속으로 한번 더 풍덩 빠져들어야겠다. 할아버지의 말은 날 아프지 하지 않을 것 같으니까, 그리고 우린 친구니까 아무렴 괜찮을 것 같다.

◦ ◦ ◦ ◦  ◦ ◦  ◦ ◦ ◦  ◦ ◦
## 사랑받기 위해 태어난 사람

　금요일 저녁. 시간과 마음이 맞닿는 날, 가끔 기도를 하러 가곤 한다. 요 근래에는 스케줄이 안 맞아 자주 못 갔지만 이곳에서 근무를 시작하고 정을 붙이면서 항상 하는 기도제목이 생겼다. '일을 하면서 시간이 지나도 초심을 잃지 않도록 도와주세요.', '우리 병원 환자분들 아프지 않게 그리고 외롭지 않게 해 주세요.' 나이가 들면 누구나 외로움을 느낀다고 누군가 말해준 적이 있다. 돌아가시는 날까지 북적이는 병실 안에서도 외롭다 눈물 흘리는 할머니를 보며, 이 외로움은 사람이 채울 수 없는 아주아주 깊은 외로움일 것이라고 생각했다. 할머니가 떠난 후에도 사람 가득한 이곳에서 외로움을 느끼게 해 미안한 마음을 떨쳐내기가 어려웠다.

환기시키려고 열어놓은 창문으로 선선한 바람과 나른한 햇살이 들어오던 어느 목요일 오후, 할머니, 할아버지는 이 시간을 가장 지겨워하신다. 분주한 오전 시간과 다르게 시간이 멈춘 듯 배가 고프지도 않으시면서 괜히 한 번씩 "저녁은 언제 나오지?" 물어보곤 하신다. 간혹 "점심이 왜 안 나오나?" 물어보시는 분들도 계시는데 이런 경우 십중팔구는 점심 드신 기억이 나른한 햇살에 녹아 없어진 것이다.

"점심 금방 드셨는데 배고프세요?"

"아니~"

"저녁밥은 왜 물어보셨어요?"

"그냥, 심심하니까 그러지."

"심심해요?"

"심심하지~ 외로워 죽겠어."

할머니는 미간을 찌푸리며 대답하고는 다시 배시시 웃으며 나를 빤히 바라보셨다. 할머니는 내가 자꾸 들어와 말 걸어줘서 고맙다고 하셨다. 처음에는 귀찮아하실까 봐 조금 조심스러웠는데 나중에는 매일 같이 손녀마냥 재잘거리는 나를 보기만 해도 좋아하셨다. 간혹 간병사랑 이년, 저년 욕하며 싸우다가도 내가 우리 예쁜 말만 쓰자고 "할머니!" 부르면 멋쩍은 듯 다시 배시시 웃으시는 할머니다.

"아 맞다! 할머니 저 내일 교회 갈 건데, 기도제목 있으면 알려주세요. 제가 할머니 대신 기도하고 올게요."

"정말? 그래줄 거야?"

"그럼요 저 할머니 기도 되게 자주 해요."

"고마워라… 고마워."

할머니는 종교가 없으셨지만 그렇게 중요한 부분이 아니었다. 할머니는 내가 할머니 곁에 없을 때에도 마치 가족처럼 할머니를 생각했다는 것에, 그리고 이날

기도제목을 물어보려고 한 번 더 말을 걸어준 것에 대해 고마워하신 거였다.

할머니는 사람들이 자기를 싫어한다고 생각하고 계셨다. 언제부터 그런 생각을 하며 사신 건지는 잘 모르겠지만 한동안 할머니의 고민거리는 '자신을 향한 모든 사람들의 미움'이었다. 가끔 점심식사를 했는지 안 했는지 잊어버리는 것처럼 할머니는 내가 사랑한다고 얘기한 일들을 식사와 함께 까먹고는 다시 외로움에 잠기시는 날들이 이어졌다.

"나를 좋아하는 사람이 없어."

"누가 그래요? 내가 할머니를 좋아해요. 그리고…"

잠시 머뭇거렸지만 내가 할머니에게 이 말은 하기로 결심한 것은 내가 사랑한다고 하는 것보다 좀 더 깊은 외로움이 채워질 수 있을 것 같아서였다.

"하나님이 할머니를 사랑해요. 진짜예요."

할머니는 날 빤히 바라보며 예쁘게 웃기만 하셨다.

"할머니가 믿든 안 믿든 내가 할머니를 사랑하는 것보다 훨씬 더 많이 사랑하고 계실 거예요."

"그래 고마워…"

할머니는 소녀 같은 웃음소리로 말을 맺으시는가 싶더니 한동안 "고마워… 고마워…" 하시며 잡은 내 두 손을 놓지 못하셨다. 기도를 한다는 것은 나에게 그렇게 살도록 하는 다짐 같은 역할을 한다. 할머니가 외롭지 않도록 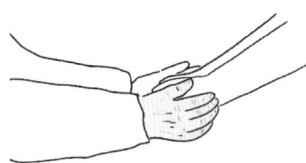 사랑을 느끼게 해 달라 기도하면 나는 할머니를 더 사랑하려고 노력한다.

어느덧 해가 저물었다. 꿈속에서는 부디 할머니를 사랑하는 사람들과 함께 하시고, 깨어있는 동안에는 사랑, 행복, 평안 등등 이런 좋은 것들만 마음속에 오래오래 남아있기를 바란다.

○○○ ○○ ○○
기특한 삶의 마법

　우리는 모두 누군가의 기억이고, 누군가를 기억하며 살아간다. 당신을 잊지 않겠다는 약속은 이곳에 당신이 존재하였음을 기억하겠다는 그리고 당신이 누군가의 사랑을 받고 누군가에게 사랑을 주며 우리와 같은 세상을 함께 살아온 소중한 인연이었음을 기억하겠다는 약속이다. 나는 괜히 마음이 쓸쓸해질 때, 세상을 살며 만난 크고 작은 인연들을 떠올리며 이곳에서 내가 그들과 함께 살아가고 있음을 느끼며 감사하곤 한다.
　사랑하면 닮는다고 하던가. 그 사람의 표정, 제스처, 말투

그런 것들을 자신도 모르게 따라 하게 되어서 그런 거라고 한다. 내 안에는 작은 믿음이 있다. 내가 이들을 사랑해서 이들의 모습을 나를 통해 세상에 보인다면, 사람들이 나에게 건네는 안부인사와, 위로와 축복이 이들에게 건네는 말들이 될 수 있을 것 같다는 작은 믿음이 있다.

이곳에 이런 사람이 있었다. 헤모글로빈이 계속 떨어져서 PRC(농축 적혈구)수혈도 계속하고, 혈소판도 고작 3천밖에 안 돼서 PLT(혈소판 농축액)수혈도 지속적으로 해야 하는 할아버지가 계셨다. 할아버지는 수혈할 때마다 허리뼈 중앙에서부터 저릿하게 시작된 통증에 눈을 질끈 감고, 새어 나오는 신음을 참지 못하고, 묵직한 가시 같은 통증으로 실변을 해도 단 한 번도 치료를 거부하지 않으셨다.

약으로도 안 되는 악몽 같은 암성 통증이 잊을만하면 찾아와 죽어라 괴롭혀 모르핀을 달았다가 뺏다가 하는 중에도 밤마다 스스로 괜찮다 괜찮다 달래 가며 이겨내시는 분이었다. 누군가의 아들이고, 남편이고, 친구이고, 아버지었고, 할아버지었던 어느 멋있는 분이 이곳에서 병원 밖의 삶들만큼 어쩌면 그것보다 더 치열하게 삶을 살아내고 계셨다.

할아버지가 통증을 이기지 못하고 끙끙거리고 계시면 그 앞에 세상만사 불만 가득한 아저씨가 '에이 씨발' 시끄럽다며 구시렁거린다. 그러다가 결국 할아버지와도 언쟁이 몇 번 붙었었다. 그 아저씨는 할아버지가 혈소판 수혈하는 와중에도 계속 '에이 씨… 아이 씨발' 소곤거리며 할아버지한테 눈치를 줬다. 피가 잘 들어가는지 아저씨를 등지고 할아버지 앞에 서 있었던 나는 할아버지만 들리게 입모양만 뻥긋뻥긋 오만상을 찌푸리며 말했다.

'으 저 아저씨 왜 저래요. 진짜 너무 싫어요.'

"허허허 괜찮아 괜찮아~"

'자꾸 할아버지한테 뭐라고 하잖아요. 저한테 시비 거는 건 참겠는데 아픈 사람한테 어떻게 사람이 저래요.'

"고맙네 허허. 무시해야지 뭐"

"그래도..."

나는 발 앞코를 바닥에 콩콩 찧으며 입술을 삐쭉삐쭉 내밀었다.

"괜찮아~ 고마워~"

할아버지가 한동안 힘들어하실 때 퇴근을 해도 할아버지의 고통을 참는 표정이 잊히지가 않아 몰래 편지를 썼었다. 차마 부끄러워서 할아버지께 보여드리진 못하고 있었는데, 어느 날 유독 할아버지의 얼굴이 수척하니 찬

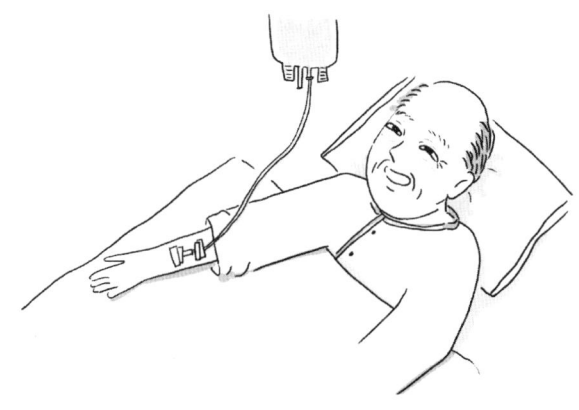

바람에 바짝 마른 가을 낙엽 같아 보였던 거다. 그래서 얘기했다. 조금만 기운 내시라고.

"저 할아버지한테 편지 썼어요."

"정말? 허허 읽어줘 봐~"

그래도 막상 읽어드리려니 부끄러웠다. 다른 환자 분들이 할아버지만 써드려서 서운해하실까 봐 그런 것도 있었다. 편지 썼다고 말만 하는 사람은 할아버지도 사시면서 내가 처음이시겠지.

"안 돼요. 부끄러워요. 다음에 보여드릴래요."

"허허허 그게 뭐야~"

통증을 견디는데 힘을 다 써버린 할아버지의 털털한 마른 웃음을 알록달록 색연필로 칠해드리고 싶었다.

할아버지가 큰 병원으로 외진 가시기 며칠 전 어느 날, 점심식사가 끝나고 나른함을 이기지 못한 환자분들이 조용히 잠에 들고, 할아버지만 창밖을 바라보며 숨을 고르고 계셨다. 지금이 아니면 영영 편지를 전해 드리지 못할 것 같은 기분이

들었다. 나는 할아버지에게 편지를 건네드렸다. 할아버지는 한참을 보시더니 고맙다며 자꾸만 마른 웃음을 보이셨다.

  할아버지는 외진가신 큰 병원에서 2~3주간 입원하셨다가 다시 이곳으로 돌아오셨다. 다시 돌아온 후 할아버지는 줄어들 기미가 안 보이는 통증과 더 쇠약해진 모습으로 중환자실로 전실되셨다. 중환자실로 다시 입원하셨다고 말로만 듣고 괜찮으신지 인사도 못 드렸던 나와, 할아버지가 원래 계시던 병실을 맡았던 러시아인 간병사는 중환자실로 올라간 할아버지를 뵈러 할아버지가 계신 병실로 잠시 올라갔다. 할아버지는 보러 와줘서 고맙다고 가쁜 숨을 내쉬며 얼굴에 미소를 띄우셨다. 여전히 똑똑 떨어져 할아버지의 얇은 혈관으로 들어가는 다른 사람의 농축적혈구와 혈소판은 마지막까지 할아버지를 괴롭히고 있었다. 이게 마지막 만남이 될 것이라는 걸 미리 알았더라면 좀 더 근사한 말을 건네드렸을 텐데, 좀 더 따뜻하게 손 잡아드렸을 텐데. 혹시나 내 손마저 가는 할아버지의 손을 아프게 할까 스치듯 잡고는 스치듯 "아프지 마세요. 힘내세요. 할아버지…"라고 건넨 나의 초라한 말에도 할아버지는 늘 그렇듯 아빠처럼 웃으시며 그러겠다고, 고맙다고 대답하셨다.

그냥 길을 걷다가 문득 하늘을 올려다봤는데, 햇빛에 눈이 부셔 저 새파란 색을 우리 눈에 온전히 담을 수 없을지라도 우리는 알고 있다. 오늘처럼 선선한 바람에 구름 한 점 없는 날의 하늘이 얼마나 발장구 치고 싶게 하는 색깔인지. 우리가 소중한 당신 한 사람 한 사람을 다 만나 악수하고 마음을 나눌 수 없을지라도 우리는 알고 있기를 바란다. 오늘처럼 기쁘거나 지치는 날에도 우리와 함께 이 알 수 없는 세상 속에서 기특한 삶을 살아가는 존재들이 있다는 것을.

그냥 그렇다는 걸 알아주신다면 좋겠다. 누군가에겐 별 볼일 없어 보이는 이곳에도 당신의 부모님만큼, 당신의 배우자만큼, 당신의 자식만큼, 그리고 당신만큼 소중한 사람들이 기특한 삶을 살아가고 있다는 것을.

## 기도

행복을 빌어주고 싶은
작고 쪼그라든 손을 잡고

내 마음에 당신이 있던 없던
이들의 삶에는 필히 있어 달라고

의미 없이 흘러가버릴 뻔한
시간을 조금 떼어 기도드립니다

이제 갈 때가 되었다는 한 영혼이
도착할 그곳에는 고통이 없기를,
당신께 이 기도가 닿기를 소망합니다

그가 아픔에 저버려 고개를 숙이고
잠들 수 없었던 밤 아래 별들의 수만큼

당신의 손길이 그의 눈가에, 마음에,
귓가에, 꿈속에 닿기를 기도합니다

끝내 도울 수 없었던 그들의 마음의 짐에
나의 작은 죄책감이 무게를 더하지 않도록
당신의 이름을 빌어 기도드립니다


아멘


  추신. 할아버지, 고마워요. 저도 매일 감사하며 살아보려고요. 늘 웃으며 안부 물어봐 주셔서 감사했습니다. 날이 따뜻해졌어요. 이 글을 쓰며 할아버지를 기억하는 저의 마음도 마법처럼 따뜻해집니다.

# part 3. 우리는 가족

1. 밥살밥죽
2. 과자의 기적
3. 욕쟁이 깍쟁이
4. 어른이 된다면
5. 망각을 위하여
6. 4호실 딸바보
7. 베프 현준
8. 치매의 하모니
9. 얼렁뚱땅 패밀리

○ ○ ○ ○
## 밥살밥죽

    요양병원에서 일하면서 내가 제일 많이 하는 말은 "식사 많이 하셨어요? 골고루 많이 드세요!"이다. 모순적이게도 나는 밥 챙겨 먹는 걸 귀찮아해서 배고프거나 기운 없을 때 살기 위한 어쭙잖은 식사를 한다. (군것질을 열심히 해서 밥맛이 없는 것일 수도 있다.)

    우리 병동에서 가장 목소리도 크고, 씩씩하고, 카리스마 있는 올해로 92세의 할머니는 언제나 혼내시는 듯한 말투로 "밥은 먹었어?" 물어보신다.

    "할머니~ 잘 주무셨어요?"

"잘 잤어!"

"식사도 잘하셨어요?"

"먹었지! 밥 먹었어?"

"아니요!"

그 순간 날벼락같은 사나운 불호령이 떨어졌다.

"밥을 왜 안 먹어! 밥 먹어!"

"저 아침밥 원래 안 먹어요!"

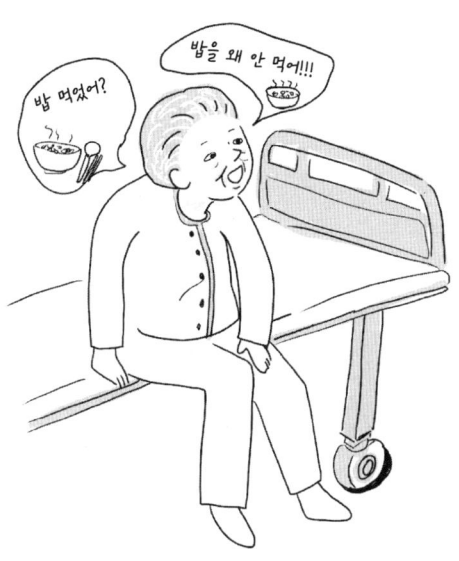

밥을 안 먹었다는 말은 할머니를 흥분시킨다. 눈치 없이 밥을 왜 안 먹었냐는 질문에 나는 따박따박 '왜?'라는 질문에 합당한 대답을 했었다. 내가 밥을 안 먹은 이유는 주로 배가 안 고프거나 입맛이 없거나 귀찮아서인데 이유가 어떻든 '이놈. 밥 안 먹었다고 함.'이라는 정보만 할머니의 뇌리에 박혀 뭐라도 먹이려고 하신다.

"밥을 먹어야지! 왜 안 먹어!"

"배가… 안 고파서요…?"

"배가 왜 안고파! 이거 가져가!"

할머니는 침상 옆에 놓여있는 바나나 한 송이를 뜯어 손에 쥐어주셨다.

"괜찮아요! 할머니 드세요!"

"먹어!"

할머니가 이렇게 불호령을 내리실 때면 작은 체구에 씩씩하고 카리스마 있는 할머니의 모습과 이제 막 포효를 배운 아기호랑이가 '크앙!' 하는 모습이 겹쳐 보인다.

"네…! 잘 먹겠습니다!"

그동안 요령 없이 너무 솔직하게 안 먹었으면 안 먹었다고만 대답했었는데, 할머니가 자꾸 할머니 드시라고 가족들이 사 오신 간식거리를 하나씩 쥐어주셔서 언젠가부터 할머니 간식을 뺏어먹는 기분이 들었다. 앞으로는 안 먹었어도 먹었다 대답해야겠다고 다짐했다. 그러나 당연히 내가 또 밥을 안 먹고 왔을 거라고 생각하신 할머니는 혈압을 재고 돌아 나가려는 나의 뒷주머니를 확 잡아당기시고는

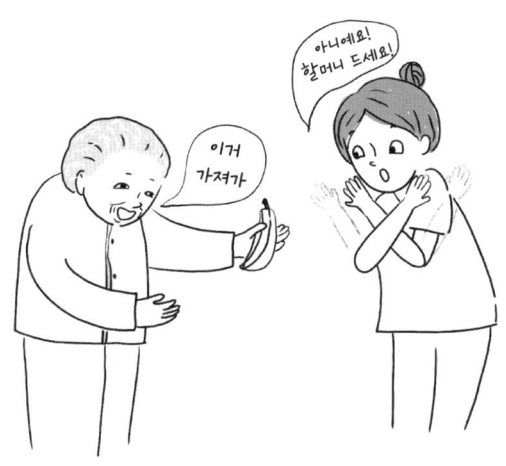

바나나를 쏙- 넣어주셨다. 또 괜찮다고 말할 거라는 걸 아신 할머니는 내가 말도 꺼내지 못하게 얼른 나가라고 손짓하시며 바쁜 척 침대 주변을 정리하셨다.

"저 오늘은 밥 먹고 왔어요!"

"잘했네!"

"잘했죠? 이거 할머니 드세요!"

"아니야! 가져가! 먹어! 가져가, 얼른!"

오랜만에 가족들과 다 같이 앉아 저녁을 먹던 날 병원에서 할머니한테 밥 안 먹는다고 혼났다는 이야기를 했다. 이 이야기를 들은 엄마, 아빠, 동생 모두 "그래, 언니는 좀 혼나야 돼!", "그 할머니 누구셔? 너무 고맙네~"라며 아무도 내편을 들어주지 않았다. 나도 내심 어릴 적 밥 많이 먹으라고 잔소리하던 할머니의 목소리가 그리웠는지 할머니께 혼나고 나면 코끝에 찡-하고 빛바랜 추억이 묻어 나왔다.

데이 근무 날 아침 일찍 출근을 하면 자동문을 열린 채로 고정시켜 놓고 서서 환자분들 식사가 올라오길 기다리는 러시아인 간병사가 있다. 러시아에서 한국으로 유학 온 친구들 덕분에 배운 러시아말 몇 개로 러시아 아저씨와는 금방 친해질 수 있었다. 아저씨랑 마주치면 우리는 누가 먼저랄 것도 없이 러시아 말로 "프리비엣(안녕)" 인사한다.

어쩌다 가끔 식당으로 내려가는 시간이 겹칠 때면 아저씨는 나를 톡톡 불러 약간은 어눌한 말투로 이렇게 말씀하신다.

"밥 많이 먹어. 살쪄야 돼! 많이 먹어."

"싫어요!"

"밥 안 먹어? 먹어야지~"

"조금만 먹을 거예요!"

나의 똥고집에 아저씨는 두 손 들고 항복했다는 의미로 "어우우우~"하며 고개를 절레절레 흔드신다.

인력이 너무 부족해서 지난 한 달 반동안 남은 간호사 네 명이 데이, 이브닝, 나이트를 나누어 근무를 뛰었다. 그러다 보니 운동할 시간도 없고, 밥 먹을 시간도 애매해서 체력이 확 안 좋아지는 게 느껴졌다. 잠을 못 자서 금방 피곤해지니 그냥 그날 주어진 일만 무사히 마무리해도 환자분들이랑 이전처럼 웃고 떠들 힘도 없었다. 곧 새로운 사람 구해지겠지… 하며 으쌰으쌰 할 수 있었던 것은 전우애가 느껴지는 간호사, 조무사 선생님들과 고생한다며 고맙다 한 마디씩 해주시는 할머니, 할아버지 덕분이었다. 다행스럽게도 최근 나이트 전담 선생님이 구해지면서 다시 인간적인 근무표로 변경되어 하루 두 끼 이상 제대로 챙겨 먹으려고 노력하고 있다. 건강하자! 너그러운 마음은 체력에서 나오더라.

## 과자의 기적

　요즘 나는 아주 오랫동안 요양병원에 계신 4호실 치매 할아버지의 과자 셔틀로 살고 있다. 할아버지는 밥이 싫다고 죽만 드시면서 항상 배고파하셨다. 할아버지도 나처럼 밥은 잘 안 드시면서 간식만 좋아하신다. 간병사든 간호사든 의사든 할아버지에게 말만 걸었다 하면, 할아버지는 배고파 죽겠다며 과자를 찾으셨다. 아무리 편식을 해도 약은 꼬박꼬박 잘 드셨는데, 그날은 유독 약을 죽어도 안 먹겠다고 고집을 피우셨다.

"할아버지, 약 드세요!"

"싫어! 안 먹어!"

"왜요!"

"안 먹어! 먹기 싫어!"

"약 안 드시면 아프잖아요!"

"흥."

할아버지는 새침하게 고개를 돌리면서 얼굴 앞으로 들이민 약 봉투를 저 멀리로 옮기셨다.

"약 잘 드시면 사탕 드리려고 했는데… 안 드시면 사탕 내가 다 먹어야겠다. 그렇죠?"

"사탕?"

"네, 사탕 맛있겠죠."

"사탕 줘."

"에이, 약도 안 먹고 사탕만 드시면 제가 손해죠."

"사탕 2개!"

"오케이! 사탕 2개. 약 드실 거예요?"

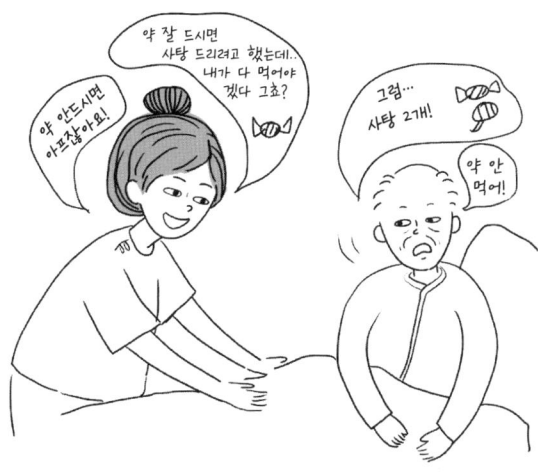

할아버지의 또렷한 이목구비가 사탕의 달콤한 속삭임에 들썩거리며 저 멀리 치운 약 봉투를 다시 달라고 하셨다. 나는 할아버지와 거래한대로 사탕 2개를 손에 쥐어드렸다. 그날 이후 할아버지는 나와 눈이 마주쳤다 하면 손을 번쩍번쩍 들고, 새까만 눈썹을 들썩거리며 "어!" 하고 부르셨다.

"나는 약속 잘 지키는 사람이 좋아. 과자 2개 약속했잖아. 나는 약속 안 지키는 사람 안 좋아해!"

"저 과자 드린다고 약속한 적 없는데요? 어제 사탕 드셨잖아요!"

"아니야 배고파 죽겠어. 과자 좀 줘."

한마디 한마디 할 때마다 얼굴 근육이 펴졌다 쭈그러들었다 하며 연극배우 같은 표정을 지으시는 할아버지 때문에 한참을 웃었다. 매번 드릴 수는 없지만 가끔 간식거리를 나눠드릴 때면 신난 7살 유치원생처럼 흥얼거리신다.

"okay~ 과자! 좋아! 땡큐, 땡큐!"

같은 병실의 다른 환자분들도 할아버지의 신세대적인 반응에 또 한참을 웃었다. 실제로 보면 쇼미더머니에 나가도 뒤처지지 않을 만큼 손의 제스처 마저 힙해서 농담으로 래퍼 하실 생각은 없냐고 여쭤보기도 했었다.

하루는 3병실에 환자들이 다 퇴원하고 혼자 남은

할머니가 너무 외롭고 심심해하셔서 작게 케이크 파티를 했었다. 거창하게 말해서 파티지 그냥 케이크 사와다가 종이컵에 조금씩 나눠드린 거였다. 사실 케이크를 바리바리 들고 오면서 힙한 할아버지의 반응이 이번에는 어떨지 기대하면서 왔었는데, 케이크를 딱 보시더니 과자가 아니라며 안 드시겠다고 하셨다.

"안 먹어. 과자 아니잖아."

이번에도 "오케이!" 하면서 좋아하실 줄 알았는데, 조금 서운할 뻔했다.

"그럼 한 입만 드셔봐요! 별로면 제가 먹을게요."

할아버지는 머뭇머뭇 한입 드셔보시더니

"줘!" 하며 종이컵을 날름 가지고 가셨다.

"맛있어요?"

"okay~ 땡큐! 맛있어!"

하루하루 웃을 일이 가득했다. 다만 하나 작은 부작용이 생겼다. 휴학하고 1년 늦게 졸업해 웨이팅 간호사가 된 친구를 불러 같은 병동에서 일을 하게 되었는데, 키가 비슷해서 그런지 할아버지가 친구랑 나를 잘 구분하지 못하셔서 친구가 출근했을 때도 과자 주기로 약속하지 않았냐며 부르신다는 것이었다. 내가 데이, 친구가 이브닝 출근이었던 어느 날 친구로부터 메시지가 왔다.

네가 ㅇㅇㅇ님 과자 주기로 약속했어? 오늘 냅다 과자 안 주냐 해서 너무 당황했잖아.
아니, 나 오늘 아침에도 과자 2개 드렸어. 할아버지가 드신 거 기억 못 하시는 거야. 나 억울해.
뭐야, 세 명이 억울해졌네.

반나절동안 세 사람이 순식간에 억울한 사람들이 되어버렸지만, 우리 병동은 오늘도 나를 행복한 사람으로 살게 해 주었다.

간만의 오프를 즐기고 삼일 만에 출근한 어느 날.

"어! 히익 이리 와봐 바. 이리."

다급한 할아버지의 목소리와 표정에 부랴부랴 달려갔다.

"왜요! 왜요! 무슨 일 있어요?"

"나 과자 좀 줘."

고급 정보를 넘기는 첩보요원처럼 한 손으로 입을 가리고 속삭이듯 말하셨다. 4호실의 모두가 들을 만큼 목소리는 컸지만 말이다.

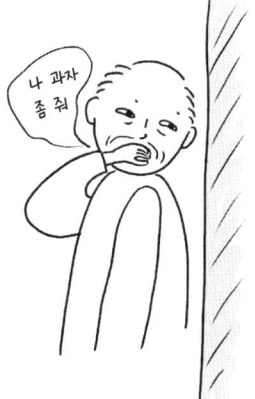

"에잇! 진짜 큰일 난 줄 알았잖아요! 삼일 만에 봤는데 할아버지는 저보다 과자가 더 좋아요?"

"아니야~ 과자는 없어?"

"됐어요! 저도 몰라요!"

나는 과자가 없는 날의 할아버지가 늘 그러셨던 것처럼

새침하게 고개를 돌리고 토라진 척 대답했다.

"허허 저 아저씨는 우리 천사가 과자공장 딸내미인 줄 아나 봐."

이 모습을 마냥 흐뭇하게만 지켜보시던 4호실 아빠가 한 말씀하시며 호탕하게 웃으셨다.

밥을 먹은 기억도 간식을 먹은 기억도 2시간이면 먹기 전의 기억으로 되돌아가시는 할아버지의 기억 속에 나는 '약 잘 먹으면 과자 주기로 약속한 사람'으로만 남아있었지만 이런 모습도 나는 행복했다. 할아버지의 밝은 목소리는커녕 입사 후 처음 몇 달간은 늘 무표정에 누가 말을 걸려고만 해도 손짓으로 됐다고만 하셔서 목소리조차 들을 수 없었기 때문이다.

다들 사는 게 비슷하듯 나도 똑같이 출근하고, 퇴근하고 '아, 멀리 여행 가고 싶다.' 한숨을 내뱉으면서도 막상 또 다 귀찮길래 그냥 침대에 누워 인스타그램 알고리즘에 뜨는 유머 모음집을 보며 하루를 시작하고 끝마치는 나날이 계속되었다.

나와 눈이 마주친 할아버지는 이날도 역시 손을 번쩍번쩍 들고, 새까만 눈썹을 들썩거리며 "어!"하고 부르셨다. 이번에는 진짜 고급 정보를 가진 정부 비밀 요원처럼 심각한 표정으로 속삭이셨다.

"보고 싶었어."

"오 무슨 날이에요? 과자 달라고 안 하시네요? 근데 저 오늘 진짜 과자 없어요."

"과자 말고, 그냥 보고 싶었어."

"거짓말! 진짜요?"

심장이 쿵. 나는 귀를 먼저 의심했다. 내가 지금 아주아주 생생한 꿈을 꾸고 있나?

"저 지나가는데, 엄청 반갑더라고~"

"진짜요? 저한테 과자 얘기 안 한 거 처음인 거 아세요?"

놀란 새가슴이 된 나는 방방거리며 두 번이고 세 번이고 다시 물어봤다.

"지금 과자가 문제가 아니야. 반가워서 그래."

"할아버지! 방금 들으셨어요? 과자가 문제가 아니래요! 와 이런 날이 오다니! 믿을 수 없어."

"그러니까 웬일이셔 아저씨가? 허허"

4호실 아빠도 놀란 표정으로 웃고 계셨다. 방방거리는 나의 철부지 같은 모습을 재미있어하시는 것 같았다.

"나 얼굴이 거칠지."

늘 배고프신 할아버지가 신나서 떠드는 나의 팔을 톡톡 치면서 부르고는 하얗게 각질이 잔뜩 올라온 자신의 얼굴을 두툼하고 까무잡잡한 양손으로 만지며 순식간에 걱정스러운 표정을 하고는 말하셨다.

"그러게요. 왜 이렇게 됐어요. 로션 안 바르셨어요?"

"아니야. 못 봐서 그래 못 봐서."

"저 아저씨가 웬일이래~ 과자 달란 소리를 안 한다?"

4호실 아빠의 맞은편 자리 할머니도 신기하다며 호호 웃으셨다.

"그러니까요! 이 정도면 기적 아니에요?"

허허 호호 웃고 떠드는 소리를 가만 듣고 계시던 배고픈 할아버지가 유니폼 가디건 끝자락을 수줍게 슬쩍 잡아당기셨다. 그러고는 '내 마음 알지?'라고 말하는 것 같은 표정으로 찡긋찡긋 사인을 보내면서 조용히 말씀하셨다.

"다음에 올 때 과자 꼭 가지고 와~"

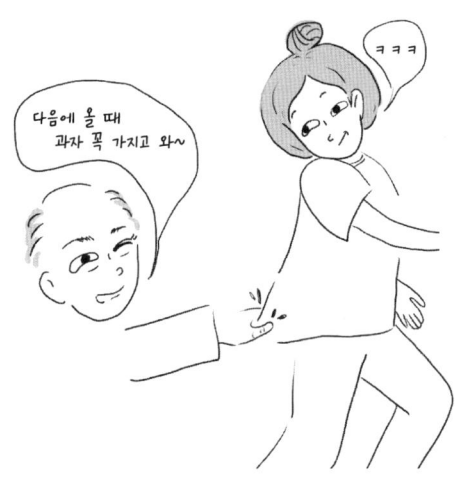

## 욕쟁이 깍쟁이

 치매 노인을 돌본다는 것은 몸집이 나만한 혹은 나보다 큰 미운 4살을 돌보는 것과 비슷한 것 같다. 조금 다른 점이 있다면 이들은 간혹 내가 힘으로 감당하기 어려울 때가 있으며, 독창적인 욕을 아주 잘한다는 것이다. 물론 모두가 그런 것은 아니지만 말이다.

 처음 한동안은 욕쟁이 치매 할머니의 배에 인슐린을 놓으러 갈 때마다 같이 근무하는 선생님께 "하… 선생님… 저 할머니 무서워요…"라고 말하며, 마음의 준비를 하고 주사를 놓았다. 할머니가 몸부림칠 때 주사를 놓다가 혹시라도 상처가 날까 봐 이런저런 시도를 해보던 중 할머니가 안 볼 때 인슐린을 주사하면 주사를 놓은 줄 모르신다는 것을 알게 되었다. 그날 이후로는 할머니 시야를 살짝 가리고 주사를 놓으며 잠시 할머니를 쳐다보았는데, 할머니는 왜 쳐다보냐는 듯 "뭐여? 얼굴에 뭐가 묻었어?"라고 물어보셨다. 그러나 실수로라도 주사기가 할머니 눈에 띄는 날이면 온갖 욕이 날아오기 시작한다.

"대가리를 깨버릴라! 발로 확 차버릴랑께!"

어느 날은 아침부터 L-TUBE(위관영양) 교체를 하느라 할머니가 잔뜩 화가 나 계셨다. 출근하자마자 들려오는 할머니의 우렁찬 목소리와 할머니 발길질에 힘없이 덜그럭거리는 침상 난간 소리.

"이 잡것들이 나를 죽이려고 하네! 잡것들. 다 잡아먹어 버릴라!"

할머니의 욕에 이어 대각선에 앉아 계시던 4호실 아빠가 말씀하셨다.

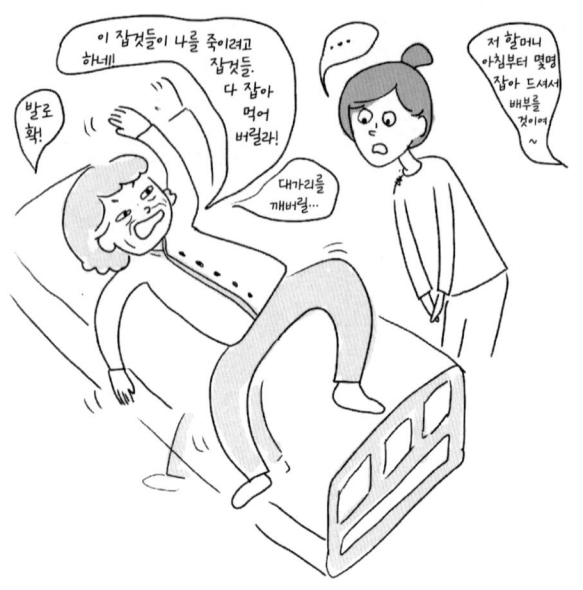

"저 할머니 아침부터 몇 명 잡아 드셔서 배부를 것이여~"

이곳에 계시는 동안 몇 명이나 잡아드신 건지는 모르겠지만 기운이 넘치시는 걸 보면 꽤나 잡수 신듯하다. 욕을 자주 하시긴 해도 우리 할머니의 매력에 빠지면 웃을 일이 많아진다. 꽤나 사랑스러운 면모를 가지고 계시기 때문이다.

할머니는 귀가 전혀 안 들리신다. 그래서 입모양을 보고 우리가 하는 말을 대충 알아듣고 대답하신다. 나는 한 글자 한 글자 또박또박 할머니께 말을 걸었다.

"밥. 먹. 었. 어. 요?"

"밥 먹었냐고? 아니 안 먹었어!"

할머니는 튜브로 식사를 하셔서 입으로 밥을 드신 기억이 없기 때문에 늘 아직 밥을 안 먹어서 배고프다고 대답하셨다.

"아침밥을 해야 혀는데, 내가 미쳤는가벼. 밥 하러 가야 혀!"

"이. 제. 밥. 안. 하. 셔. 도. 돼. 요!"

"이쟈 안 해도 된다고?"

"네! 밥. 다. 른. 사. 람. 들. 이. 해. 줄. 거. 에. 요!"

할머니는 가끔 가족의 아침밥을 챙기던 젊은 어머니 시절로 돌아가 아침밥 걱정을 하곤 하셨다.

할머니와 눈이 마주치면 내가 먼저 시선을 돌릴 때까지 빤히 보고 계실 때가 많은데 하루는 할머니가 "뭐요." 하고 왜 보냐고 물어보셔서 "할. 머. 니. 예. 뻐. 요."라고 대답했다.

"예쁘냐고? 예뻐!"

"아. 니. 할. 머. 니. 요."

"어디가 예쁘냐고? 여기저기 다 예뻐"

"나. 말. 고! 할. 머. 니. 요!"

"아이! 예뻐라!"

할머니가 끝까지 못 알아들으시자 괜한 승부욕이 생겨 할머니가 알아들으실 때까지 예쁘다고 말했다. 그러던 어느 날 드디어 알아들으신 할머니가 "나가 예쁘다고? 알았어!" 하고는 새침하게 고개를 돌리셨고, 또 다른 어느 날은 "나가 예뻐?" 되물으시며 수줍은 소녀처럼 배시시 웃으셨다.


요양병원에서 일하고 있다고 말했을 때 가장 많이 들었던 말이 "치매 있으신 분들 많지? 힘들겠다."였다. 그런데 막상 일을 하다 보면 날 힘들게 하는 것은 치매 노인이 아니다. 그래서 이 질문에는 주로 "힘든가? 가끔 힘들 때도 있긴 한데, 난 재밌는 거 같아. 할머니, 할아버지도 귀여우시고."라고 대답해 왔다. 하지만 정말 간호사를 그만두고 싶게 만드는 부분들은 치매가 아닌 다른 이유들로 입원해 있는 4명의 아저씨와 얼렁뚱땅 돌아가는 이런저런 병원 시스템들인 것 같다. 그냥 지금 나이트 근무를 하는데 마땅히 스트레스 풀 곳이 없어서 타자를 두들기며 분노를 삭이는 중이다.

4명의 아저씨 중 특히 제일 마지막으로 들어온 사람은 "야! 너는~"이라고 소리 지르질 않나. 다른 환자한테 심부름시키면서 하대하질 않나. 일하는데 화장은 왜 안 하고 오냐, 잘 보일 남자가 없어서 그러냐고 하질 않나. 그래도 이주 전쯤, 나도 그냥 큰소리치고, 동태눈깔로 기계적으로만 대했더니 그 이후로는 조금 정신을 차린 것 같기도 하다. 차라리 손 안 가게 건강하기라도 하던가. 저혈당 증세 올까 봐 계속 들여다볼 때마다 마주하는 얼굴도 목소리도 꼴 보기 싫지만 어쩌겠나. 저 사람의 머리에는 대체 뭐가 들어있을까? 옆 병실 할머니가 대신 "대가리를 깨버릴라!"하고 혼내주셨으면 좋겠다. 이렇게 화가 나다가도 다시 인심 좋은 할머니들 있는 병실로 가면 마음이 사르르 녹아 또 웃곤 하지만, 몰래 빠져나가 술 사 먹을 궁리나 하는 저 아저씨들을 보면 내가 하고 있는 일들이 인력낭비라고 느껴질 때가 있는 요즘이다. 할머니 이야기로 시작했지만 진짜 하고 싶었던 말은 이 마지막 문단인지도 모르겠다.

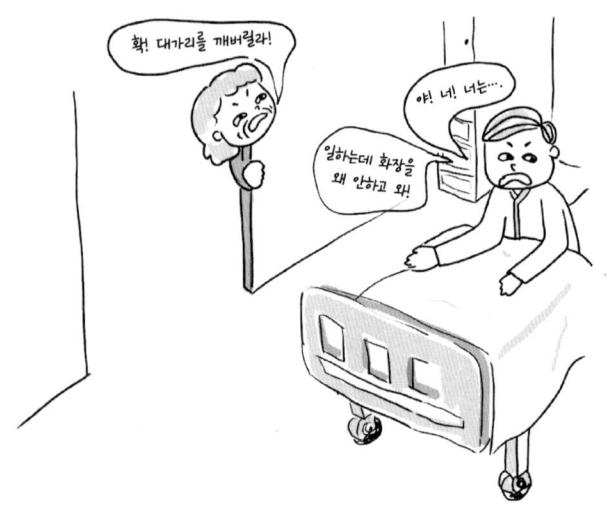

○ ○ ○   ○ ○ ○
**어른이 된다면**

 1월 말. 매일같이 언제 퇴원하냐고 물어보시던 환자 한분이 외진 하러 나가서는 도망치듯 급작스럽게 퇴원을 하셨다. 보호자는 집에서 감당할 수가 없다고 남편이 입원하길 바랐지만, 환자 분은 더 치료와 안정이 필요했음에도 자의 퇴원서를 작성하시고는 홀연히 떠나셨다. 그렇게 어떤 나날을 보내고 계셨는지 알 수 없는 시간들이 지나고, 환자 분의 병이 더 심하게 재발하는 바람에 쓰러지신 채로 응급실에 가시게 되면서 다시 이곳으로 입원하시게 되었다. 환자 분은 이곳에 입원했었다는 것도 나와 함께 사진을 찍었었다는 것도 모조리 잊고 계셨다.

　다시 입원하신 환자 분은 죄지은 사람처럼 침대 위에 무릎을 끌어안고 쭈그리고 앉아 복도에 지나다니는 사람들을 가만 쳐다보고 계셨다.

　"심심하세요?"

　"심심하죠."

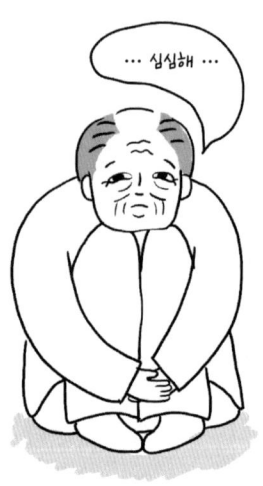

"환자 분이 한 말이 책에 쓰이면 어떨 거 같아요?"

"좋죠. 너무 좋을 것 같은데…!"

환자 분이 멋쩍게 웃으시며 머리를 긁적이셨다.

"OOO님은 요즘 무슨 생각하면서 사세요?"

"나한테 해코지한 사람이 그게 나쁜 짓인 줄 알고서 다른 사람한테는 그렇게 안 해서 감사하… 죠. 나이 먹다 보니 그런 생각이 들더라고."

"… 저도 그런 생각을 하는 어른이 되고 싶네요."

상상하지도 못한 환자 분의 대사에 마음 가득히 가야금 소리가 울려 퍼졌다. 잠시 정적이 흐르고 나 한번, 환자 분 한번 큰 의미 없는 편안한 웃음을 뱉었다.

"다른 하고 싶은 말 또 있으세요?"

"내가 뭐 할 말이 있어.. 가진 것도 없고 배우지도 못해서."

"똑똑하셨다면서요."

"한때."

"한때?"

"절정일 때."

"그럼… 지금 절정인 사람들에게 하고 싶은 말 있으세요?"

"나는 주제가 안 되지."

"왜요? 주제가 아주 되죠. 저는 25살인데 아저씨는 30, 40, 50, 60 다 살아봤잖아요."

"음… 싸우고 그런 거. 다 부질없더라고, 그냥 다 감사하면서 살걸."

"다 감사하면서 살기…"

"그게 제일 후회가 되더라고."

후회 없이 사는 삶은 누구에게나 다 어려운 일이지 않을까. 다 감사하면서 사는 삶도 마찬가지겠지. 세상에 쉬운 일이 어디 있으랴.


일주일 뒤 환자 분은 PTBD(경피경간 담도 배액술: 배액관을 체외에서 삽입하여 간 내의 담도에 위치시키는 시술) 제거를 위해 외진을 나가셨다. 보호자가 외진 갔다가 꼭 다시 재입원하실 거라고 당부하셨는데, 아무래도 집으로 돌아가신 환자 분이 이번에도 다시 입원 안 하겠다고 고집을 피우신 모양이다. 어김없이 자의 퇴원을 하신 환자 분이 당신의 절정이었을 때처럼 건강하고 똑똑하게 술도 끊고, 응급실 갈 일도 없어 환자 분 말마따나 감사하며 살 일만 가득했으면 좋겠다.

## 망각을 위하여

어릴 적부터 나는 호스피스 간호사가 되고 싶었다. 어떤 삶을 살아온 사람이든 삶의 마지막은 행복한 기억만 담아 가실 수 있도록 도와드리고 싶었다. 인간은 망각의 동물이라고 하지 않았던가. 아무리 힘들고 추하고 안타까운 삶 속에 좌절 하는 일만 가득했더라도 당신이 이 세상을 떠날 준비를 하는 동안 나의 열심이 당신의 삶을 '그래도 나 꽤 열심히 살았구나.' '내 인생도 그리 나쁘지 않았었네.'와 같은 생각으로 예쁘게 포장해 드릴 수 있다면 나도 나의 삶을 사랑하며 살 수 있을 것 같았다. 그런 의미로 중학생

때의 나는 선물포장지 같은 간호사가 되고 싶다고 말하곤 했었다. 당신의 삶이 참 아름다웠다는 고운 포장지로 마지막 숨을 뱉는 환자의 삶의 끝까지 예쁘게 감싸드리고 싶었다.

생각만 해도 행복한 꿈이었다. 나는 엄마 아빠에게 이 이야기를 하며 얼른 간호사가 되고 싶다고 설레어하면서 발을 동동 구르던 그때의 심정을 존경한다. 꿈만 보고 달리던 시간 속에서 내 마음은 무너지지 않을 마음이라고 착각했었다. 아슬아슬하게 버티던 슬픔과 후회와 애통과 탄식의 탑은 대학을 졸업하고 '간호사'의 타이틀을 얻게 된 순간 버티고 서 있어야할 목표를 잃은 것처럼 순식간에 무너져 내렸다. 나는 자꾸만 더 깊고 어두운 바다 속으로 빠져 들어갔다.

대학 시절 호스피스 병동에서 봉사활동을 하다가 코로나가 심해지면서 친구의 추천으로 '메이크어위시 한국재단'에서 난치병 환아의 소원을 들어주는 활동을 했었다. 아이들을 만나며 소원을 들어주고, 활동을 이어나가던 중 처음으로 한 아이를 떠나 보내주게 되면서 많은 생각을 했다. 역사학자가 되고 싶다던 그 친구는 마지막 파티 날까지도 밝은 모습을 보여주고는 얼마 지나지 않아 하늘의 밝은 별이 되어 올라갔다. 그 친구에게 나의 시간을 떼어 줄 수만 있었다면 내가 쓰고 있는 시간들을 그 친구가 조금 더 멋있게 사용해 줄 수 있었을 거라고 확신했었다. 그때부터 보잘 것 없이 흘러가버리는 모든 시간들이 깨진 독에 물 새듯 아깝게 버려지고 있다는 느낌을 받았다. 대충 살자 싶다가도 열심히 살지 않는 순간 문득 그 친구가 떠올라 죄스러운 마음이 되었다. 한 명, 또 한 명을 보내주게 되면서 어찌할 도리 없이 나에게 주어진 이 시간들을 감사한 마음으로 그 친구들에게 부끄럽지 않도록 사용해야겠다는 다짐도 수백 수십 번 했다. 나의 낭만 가득한 꿈과 위의 경험들이 내가 간호사가 될 때까지 아슬아슬했던 마음을 무너지지 않도록 붙들고 있어주었다고 생각한다.

죽지 않겠다고 결심한다고 죽고 싶지 않아지는 것은 아니었다. 그럴 때마다 나는 나의 삶의 이유를 다른 사람에게 떠넘겼다. 당신 때문에 내가 산다고. 당신이 먼저 가버리는 바람에 미처 다 쓰지 못한 시간을 억울해 할까봐 내가 사는 거라고. 내가 죽으면 평생을 가슴 아파하며 숨어 살 당신 때문에 내가 사는 거라고. 아파도 이렇게 아등바등 버티며 살아가는데 주제넘게 성한 몸으로 죽겠다는 나를 질책 할 당신 때문에 내가 사는 거라고. 내가 그렇게 억지로 어쩔 수 없이 사는 거라고. 그러면 조금은 삶에 대한 부담감이 덜어지는 기분이 들었다. 그리 좋은 방법은 아니었다. 효과는 길지 않았고, 나를 조금씩 더 옥죄여 왔다. 누군가에게 떠넘긴 삶의 이유가 결국 다시 돌아오기라도 하면 나는 정말 어떻게 살아내야 하나 엉엉 울기만 했다.

　나름대로 노력을 했었다. 쉼 없이 일하고, 교회도 가고, 어느 날은 살려 달라 어느 날은 죽여 달라 기도했다. 땀 흘리며 운동하고, 미친 듯이 글을 쓰고, 상담도 받고,

약도 잘 챙겨먹었다. 그래도 이유를 알 수가 없었다. 내가. 다른 사람 말고 굳이 내가 살아야 하는 이유를. 그 이유를 생각해내느라 머리가 깨질 듯이 아팠는데, 죽기를 결심한 순간 모든 고민이 해결된 것처럼 마음이 평화로웠다. 이미 깊은 바다 속을 헤매고 있는지도 모른 채 더 깊은 바다를 찾던 나를 점점 뭍으로 끌어올려 준 것은 우리 병동 환자분들이셨다. 나는 그런 그들에게 늘 감사하고 또 감사하다.

내가 맡은 병동의 환자분들은 사회적 약자에 해당하고, 평생을 사회적 약자로 살아야 하는 분들이 대다수다. 재미라곤 6명이 같이 보는 작은 텔레비전 속 공중파 방송이 다인 경우가 허다하다. 근데 원래 세상이 그런 거란다. 다 좋을 수만은 없는 거라고. 네가 거기까지 신경 쓰고 머리아파 할 일이 아니라고. 그럼 나는 왜 이곳에 간호사라는 이름으로 서 있는 걸까. 나는 그들 덕분에 이렇게 살고 있는데. 학교에서 전인간호를 배웠으니까 전인간호를 하는 간호사가

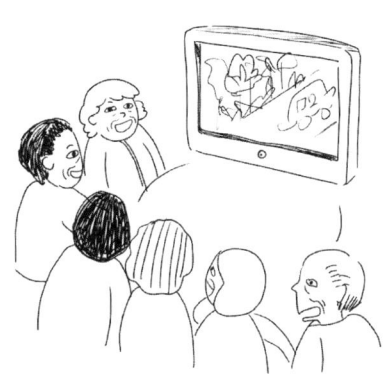

되어 있을 거라고 당연하게 생각했다. 그런데 한번에 50명도 넘는 환자들에게 '간호'보다 '관리'에 가까운 서비스를 제공하고 있게 될 줄이야. 내가 돌봐야하는 환자의 삶은 어디까지인걸까. 내가 되고자 했던 간호사의 모습은 어쩌면 간호사가 아니라 슈퍼영웅일지도 모르겠다. 아니면 신이라던가.

일을 시작하기 오래전부터, 일과 삶을 구분 짓고 직장에서의 스트레스를 집까지 가지고 오지 말라는 이야기를 많이 들었다. 나는 그게 쉬운 일이라고 생각했는데, 막상 환자분들이랑 가까워지고 나니 간식하나 마음대로 못 먹고 마음껏 일을 할 수도 가족과 함께 있을 수도 없는 그 상황들을 딱 끊고 나의 삶을 지키는 일이 생각보다 어려웠다. 산책길에 할머니들이 삼삼오오 모여 꽃 사진도 찍고, 시원한 과일도 드시고, 햇빛도 쐬고 그런 모습을 보고 있자면 우리 병동 할머니들도 꽃구경 하면서 산책하면 즐거워 하실텐데… 이런 생각이 머릿속을 떠나지 않는다.

  날은 덥고, 비가 추적주척 내리는 끈적한 새벽이지만 그래도 우리들의 마지막은 아름다운 포장지 속에 선물처럼 담겨지길. 바보 같던 마음도, 바보 같던 생각도, 바보 같던 기억들도 전부 잊고 '아 내 삶도 온통 따스했구나. 살길 참 잘했다.'는 생각과 함께 별이 될 수 있기를. 나의 할머니, 할아버지 환자분들도 나도 당신도 따스한 생각 속에 잠 들 수 있기를. 우리들의 아름다운 망각을 위하여 기도해 본다.

## 4호실 딸바보

글을 쓰지 않는 동안 나는 먼지가 된 기분이 든다. 해야 할 일이 없는 나는 어느 순간 갑자기 거인국에 놀러 온 소인이 되기도 소인국에 잡혀온 거인이 되기도 한다. 시간이 너무 많아 삶이 지겨울 참에는 지겹다는 글이라도 써야 살아있음을 느낄 수 있었다. 하… 그런데 글 한자도 적을 수 없을 정도로 사는 게 재미가 없다면 나는 무엇으로 존재해야 하는 걸까?

한 달 반 가량 죽을 고비를 몇 번씩이나 넘기다가 우리 병동으로 입원하셨던 환자 분은 어느샌가부터 차츰 건강을 회복하시더니 자연스럽게 4호실의 반장이 되어 있었다. 반장님의 건강이 회복될수록 4호실은 반장의 선두아래 활력을 조금씩 되찾아가고 있었다.

　반장님은 넘어진 후로 걷는 것을 무서워하던 앞자리 할머니에게 용기를 북돋아주며 운동할 수 있도록 매일같이 응원해 드리고, 한참을 외롭고 심심해하시던 옆자리 할아버지의 말동무가 되어드렸다.

　친구와 나는 대부분 그분을 부를 때 ㅇㅇ님이라고 하거나 아주 가끔 할아버지, 그리고 때때로 아빠라고 장난스럽게 불렀다. 큰 병원에서 외래진료를 받기 위해 종종 외출하러 나가실 때 나와 친구에게 "아빠 갔다 올게~"라고 장난을 치시면 우리는 "아빠~ 돈 많이 벌어 오세요~"하고 맞받아치며 한바탕 웃고는 했다. 외출 후 들어오실 때마다 4호실 아빠는 딸기나 오렌지, 커피 같은 것들을 잔뜩 사 오시면서 "아빠 왔다~!" 하고는 무거운 양손을 흔들어 보이셨다.

4호실 아빠는 나를 천사라고 부르신다. 출근하고 환자분들에게 출근했다고 인사하려 들어가면 "어이구 우리 천사 오셨네." 하며 껄껄 웃으셨다. 아침 이른 시간부터 출근해서 피곤함을 이기지 못하고 혈압을 재다가 하품이라도 했다 하면 그 틈을 놓치지 않고 놀리시곤 하셨다. "아구! 천사도 피곤 하신가 보네~" 천사가 뭐냐고 오글거린다며 어깨를 얼굴 옆으로 바짝 올리고 쪼그라든 두 주먹을 파르르 흔들며 재빨리 병실을 빠져나가고 싶어 하는 내 모습이 재미있으셨는지 언젠가부터 앞자리 할머니까지 합세해 천사라고 부르셨다.

어느 날부터는 키도 체형도 고만고만 비슷한 친구랑 나를 통틀어 '병아리들'이라고 부르기 시작하셨는데, 둘 다 쉬는 날이면 다른 선생님들께 "오늘은 병아리들 출근 안 해요?" 여쭤보신다는 이야기를 들었다. 출근한 날에는 스테이션 앞까지 마중 나오셔서 양손을 흔들며 반가워하시는데,

그런 아빠의 모습에 수선생님은 우리들을 흘겨보며 샘난 목소리로 "너넨 팬 있어서 좋겠다!"라고 하셨다. 그러면 스테이션은 깔깔거리는 웃음소리로 가득 찼다.

아빠는 당뇨 때문에 매일 아침, 저녁으로 인슐린 주사를 맞으셨다. 아빠의 배에는 작고 까만 점이 하나 있었는데, 인슐린 주사를 놓을 때 그 black point에 맞춰서 찔러달라고 요청하시곤 하셨다. 주사 부위를 돌아가며 써야 하기 때문에 매번 그 점에 주사할 수는 없었지만 가끔 한 번씩 까만 점에 맞춰 인슐린을 놓을 때면 만족스러운 쾌감이 밀려왔다.

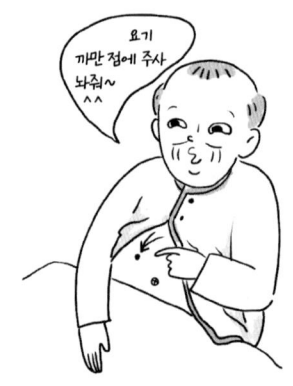

하루가 다르게 건강을 회복하시고 혈액 수치도 정상범위를 찾아가면서 우리들의 아빠는 퇴원을 준비하고 계셨다. 아빠가 깐부역할을 해주셨던 옆자리 할아버지도 면회하러 온 할아버지의 딸도 4호실 아빠의 퇴원소식에 같이 기뻐하면서도 이내 섭섭한 마음을 숨기지 못하신 것은 어쩔 수 없는 일이었다. 섭섭한 것은 대화 상대였던 앞자리 할머니도 마찬가지셨다. 아빠가 퇴원하고 남겨진 섭섭한 자리는 다른 빈 침상보다 더 공허한 바람이 맴돌고 있었다. 우리는 건강하게 다시 사회생활을 하고 있을 아빠의 앞날을 조용히 응원할 뿐이었다.

'삐리리리링- 삐리리리리리링-'

"OO요양병원 2 병동입니다."
"아이고~ 안녕하십니까! 잘 지내고 계시는지요!"
이브닝 근무 끝무렵. 모두 곤히 잠들어 아주 무섭지는

않은 설렁한 어둠이 복도를 맴돌고 수화기 너머로 아스라이 4호실 아빠의 목소리가 들려왔다.

"OOO님? 잘 지내시죠? 퇴원하시는 날 하필 제가 쉬는 날이었어서 다음 날에 왔는데 아빠가 사라져 있었어요…"
"그럼요! 잘 지내고 있습니다. 허허"
"근데… 지금 전화받은 사람 누군지 아세요?"
아빠가 나와 유란이의 목소리를 구분하실까 의심스러운 목소리로 슬쩍 여쭤보았다.

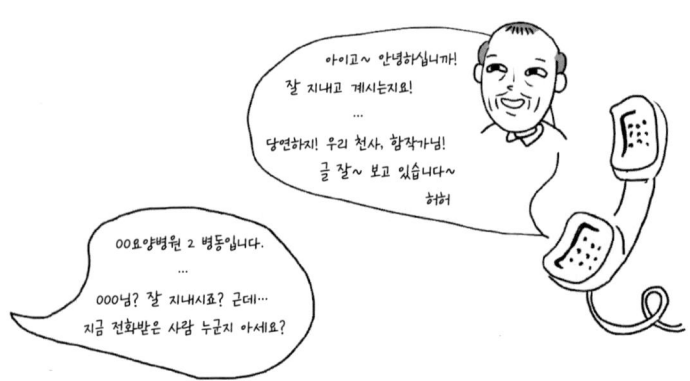

"당연하지! 우리 천사, 함작가님! 글 잘~ 보고 있습니다~ 허허"

아빠가 입원해 있는 동안 스마트폰에 브런치 어플(글쓰기 플랫폼)을 설치해 드려 내가 올리는 글을 읽을 수 있으시도록 해드렸었는데, 그 후로 아빠는 내가 글을 올린 날마다 "오늘 이야기는 저 할머니 얘기 하는 거 맞지!" 하고 글의 주인공을 찾으며 즐거워하셨다. 어느 날 아침에는 내가 그동안 올린 글을 다 읽어보시고는 천사의 마음이 슬프지 않았으면 좋겠다고 자꾸자꾸 즐거웠던 일을 적어보라고 하셨다. 혹시 나중에 서로 만날 일이 없더래도 내가 올린 글을 보면서 '천사가 잘 지내고 있구나~' 생각할 수 있도록. 그런데 퇴원 후에도 우리 병동의 이야기를 함께하고 계셨다니. 역시 당신은 여전히 4호실의 아빠다.

P.S 이렇게 글이 줄줄 써지는 걸 보니 사는 게 전혀 재미가 없는 것은 아니었나 봅니다. 덕분에 즐겁고 행복했어요.

2 병동 딸내미들은 몇 달 후면 이곳을 떠나요. 앞자리 할머니는 수술 회복 잘하셔서 식사도 잘하고 계신답니다. 아빠의 하루도 안녕하길 바라요. 욕조에 뜨뜻한 물 받아놓고 너무 오래 있지 마세요! 또 넘어지면 안 돼요! 일어날 땐 천천히! 아셨죠?

○ ○  ○ ○
## 베프 현준

 5호실에 환자가 차지 않아 텅텅 비어있는 나날이 계속되었다. 처음 텅 빈 5호실에 입성한 환자분의 이름은 '현준'이라 칭해야겠다. 현준님은 똑똑하고 늘 남을 도와주며 그걸 당연하게 생각하는 마음이 따뜻한 분이셨다. 그의 하루 일과는 새벽 4시 쓰레기통을 비우는 것으로 시작해 다른 환자들의 부탁을 다 들어주며, 가끔 책도 읽고 옥상에 올라가 산책도 하다가 저녁 6시가 넘어가면 잠자리에 드는 것이다.

1월 초, 겨울을 싫어하는 나는 오들오들 떨어야 하는 추운 날씨가 너무 미웠다. 우리 병원 환자분들도 마찬가지였다. 보일러가 고장 났는지 45도 이상으로 높이면 어느 방은 너무 더웠지만, 어느 방은 너무 추워서 온도를 더 올리거나 낮출 수도 없었다. 추운 방에는 라이에이터를 설치해 두는 게 최선의 방법이었다. 이 마저도 부족해서 간호부장님 방에 있는 라디에이터까지 총동원을 했던 겨울이었다.

아무리 쓸쓸한 겨울도 1월에는 우리의 명절 설날이 있지 않은가. 나는 친척집에 다 같이 모여 천 원씩 걸고 윷놀이를 하던 시간들이 늘 행복으로 풍요로웠다. 그 기억에 이끌려 넓은 5호실을 심심하게 돌아다니고 있을 현준님과 그의 친구와 함께 할 윷놀이 세트를 하나 샀다.

특별한 이벤트가 없는 이상 이브닝 출근을 하고 빠르면 오후 6시 정도면 업무가 어느 정도 마무리 된다. 그때쯤이면 환자 분들은 저녁밥도 다 드시고 자기 전 딱 심심하기 좋은 시간을 어김없이 터덜터덜 거닐으신다. 나도 식당에서 저녁을 먹고 병실로 올라가는 길에 사물함에서 윷놀이 세트를 챙겨 올라갔다.

"현준님! 윷놀이 좋아하세요?"

"윷놀이? 아이, 나 윷놀이 완전 잘하지!"

"그럼 저 일 하나만 마무리하고 와서 같이 해요!"

차팅 업무를 마무리하고, 다시 5호실로 들어갔을 땐 윷놀이 판이 빈 침상 위에 반듯하게 펼쳐져 있었고, 빨간 말, 파란 말, 부러진 면봉들이 줄지어 놓여 있었다.

"말이 부족해서 면봉으로 만들었어~"

"바쁘게 뭐 찾는 것 같더니 윷놀이 말 찾으러 다닌 거였어요?"

나는 부러진 네 조각의 면봉을 보고 한참을 웃느라 광대가 아파 혼이 났다.

의도하진 않았지만 첫 윷놀이는 나의 승리로 끝이 났다. 현준님은 승부욕이 발동했는지 이마가 빨갛게 물든 채로 윷놀이 세트를 정리하셨다.

"현준님 화났어요?"

"아니야~ 내가 왜 화나. 어휴 참~ 이제 정리하고 자야 되니까~"

"삐… 삐졌어? 헤헤"

"으음… 진짜요?"

"아이! 뭘 삐져… 진짜지 그럼~ 나 남자야! 사나이!"

"헤헤.. 사나이"

"현준님 그럼 다음에 한판 더 콜?"

"좋지! 콜!"

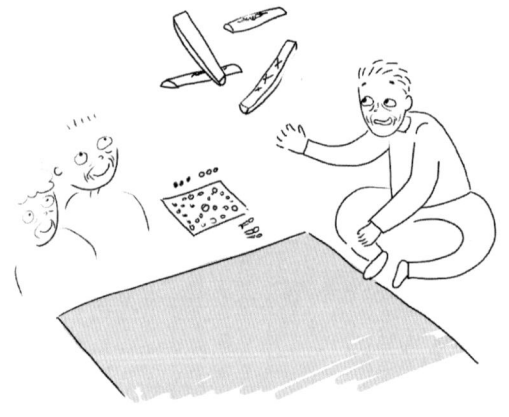

현준님은 자신의 가슴팍을 한번 주먹으로 쳐 보이며 사나이를 외쳤고, 그의 친구는 옆에서 위로해 주는 척 실실 웃으며 장난기 가득한 표정으로 은근히 놀리고 있었다. 다행히도 그날 윷놀이가 재미있으셨는지 그로부터 며칠 동안 저녁 먹고 윷놀이 판을 세팅해 둔 채 나를 애타게 부르셨다.

"선생님! 얼른 와요! 준비 다~ 했어. 빨리!"

"주… 준비 다했어요. 헤헤"

"왜 안 와~ 얼른 와아~"

"아직 일이 안 끝났어요… 30분만…!"

두어 번 더 윷놀이를 한 후로 일이 점점 많아지면서 도저히 윷놀이할 시간을 낼 수가 없어졌다. 여전히 판을 다 준비해 놓고 기다리시던 현준님과 그의 친구는 나를 기다리다 지쳐 먼저 잠에 드는 일이 많아지자 윷놀이에 흥미를 잃으신 것 같았다. 두 분 먼저 하고 있으라고 해도 몇 번 꼼지락꼼지락 던지다가 다시 빼꼼 나와 "언제 와요?" 하고는 물으셨었다.

현준님은 매일 똑같은 패턴의 일상을 지켜워하셨다.

입사하고 얼마동안은 칭찬만 하시더니 점점 친해지면서 부터 본색을 드러내기 시작하셨다. 현준님은 차팅을 하고 있는 내 옆에 가만히 서서 뚫어질 듯 쳐다보다가 괜히 툭툭 시비를 걸고는 하셨다. 맨날 화장 안 한 맨 얼굴로 출근하다가 어쩌다 한 번씩 화장하고 올 때면 누구냐는듯이 빤히 쳐다보며 물으신다.

"오늘은 왜 예쁘게 하고 왔어?"

"저 원래 예뻤는데요?"

"아… 알지. 아는데 오늘 특히 예쁘다는 거지."

"어떻게 알아요?"

"왜… 왜 그래. 무섭게"

나도 괜히 현준님을 당황스럽게 톡톡 쏘아 말하고는 했는데, 그럴 때면 바로 쭈굴쭈굴 해 지셔서 더 놀리 수가 없었다.

"못난이…."

"갑자기? 왜요!"

"아이 그냥~"

정말 뜬금없이 "못난이~ 못난이~" 하면서 스테이션 앞을 지나가시는 경우도 허다했다. 친구 유란이가 같이 근무하기 시작하면서부터는 유란이한테 자꾸 무언가 물어보면서 더 놀릴거리는 없는지 찾고 계시는 듯했다.

"누가 더 쎄?"

"제가 더 셀걸요?"

"맞짱 떠봐!"

"딱 봐도 제가 이겨요!"

현준님과 유란이 사이에 이런 대화가 오고 간 후, 다음날 현준님은 거만한 표정으로 내 옆으로 조용히 걸어오더니 내가 볼 때까지 거들먹거리는 자세로 서 계셨다.

"진다며?"

"뭐가요?"

"친구랑 싸우면 선생님이 진다며~"

"허! 누가 그래요? 제가 이겨요~"

"아이고~ 내가 믿나~?"

이걸 보여줄 수도 없고… 현준님한테 처음으로 약이 올랐다. 서로 약 올리는 재미에 투닥거리기는 해도 현준님이랑은 사실상 서로 돕고 사는 관계에 좀 더 가까운 것 같다. 나의 10년 지기 친구처럼 말이다. 현준님이 다른 환자 때문에 화가 나 머리에서 뜨거운 김을 내뿜고 있으면, 복도 끝으로 모시고 가서 누가 화나게 했냐며 같이 화를 내주기도 하고, 그분도 사실 현준님이 많이 도와주고 있는 거 알고 있는데 부끄러워서 그러는 걸 거라며 '내가 대신 가서 말해줄까요?'라고 여쭤본다. 그러면 금세 진정된 현준님은 "아이~ 뭘~ 됐어~" 하시고는 다시 병실로 들어가 다툰 환자랑 다시 화해하고 잘 지내신다.

내가 어떤 환자 때문에 잔뜩 화가 나 싸늘한 표정을 하고 있을 때는 현준님이 내가 얘기할 때까지 과자를 갖다 주거나 기분을 살펴보시며 물어보신다.

"왜~ 왜 그렇게 무서운 얼굴이야~"

"하… 저 사람은 내가 만만한가 봐요. 짜증 나. 저 만만해요?"

"만만하긴! 무서워 죽겠구먼! ooo 개 때문인가? 걔 원래 그래~ 무시해~"

그러면 나도 금세 화가 가라앉아 쪼그라든 목소리로 뾰로통하게 대답한다.

"저 안 무섭거든요!"

이곳 터줏대감이나 다름없는 현준님은 병원에 오래 입원해 있는 거의 모든 환자들에 대해 잘 알고 계셔서 내가 다른 앞 뒤 정보 다 빼먹고 그냥 한 병실을 바라보면서 짜증을 내도, 저 병실의 누구 때문에 화가 났는지 아시기 때문에 처음에는 "어떻게 아셨어요…?" 하고 신기해했다. 나처럼 미성숙한 간호사가 또 있을까. 현준님이 아니었다면 나도 이렇게 빨리 적응하지 못했을 것 같다.

매일 행복한 일은 있어도 매일 행복할 수는 없다. 현준님은 베르니케 뇌병증(알코올 사용 장애로 인한 비타민 B

티아민의 중증 결핍이 원인)으로 오랜 기간 치료를 받으면서 이전에도 몇 번 중환자실에 올라갔다가 상태가 좋아지면 내려왔었다고 들었다. 말이 어눌해지기 시작하면서 공격적인 모습을 보이고, 불면, 환각, 야뇨증, 몽유증 등의 증상이 하나씩 서서히 나타나기 시작하더니 어느 날부턴가 내가 아는 현준님과는 전혀 다른. 내가 모르는 사람이 현준님의 얼굴을 하고 계셨다. 빨갛게 충혈된 눈으로 빠안히 쳐다보는 현준님도 나를 제대로 알아보지 못하시는 것 같았다. 그렇게 다시 중환자실로 올라간 현준님의 자리로 다른 환자가 오시면서 혼란 그 자체였던 며칠간의 밤이 마무리가 되었다. 혼란이 마무리가 된 거지 현준님은 아직 마무리 지을 때가 아니다. 전에도 다시 좋아져서 내려오셨다고 하지 않았던가.

현준님이 다행스럽게도 다른 층 일반병실로 옮겨지셨지만 나의 희망과는 다르게 살이 쭉 빠진 채, 아무것도 못하고 누워계신다는 소식이 들려왔다. 맨날 웨이팅 순번

물어보시며 대학병원 언제 가냐고 물어보시던 현준님께 나 이제 간다고, 그동안 정말 감사했다고, 건강하시고 행복하시라는 인사는 꼭 하고 떠나고 싶었는데… 바라고 바래도 혹시 그럴 수 없다면, 편지라도 현준님 옆에 고이 적어두고 가야겠지. 그래도 우리 나름 베스트 프렌드였는데, 말없이 훌쩍 가버리면 친구 마음이 상할 테니까.

> 나이트 근무를 하며 홀로 스테이션에 앉아 글을 적고 있을 때면, 또 글쓰냐며 내 이야기도 써달라던 친구에게. 우리의 삶을 이곳에 새겨놓았어. 지겨운 삶과 지겨운 삶이 만나 누군가는 비웃을 낭만을 외치던 청춘들이여! 혹여나 누가 먼저 떠나가거든 낭만이 있는 곳으로 떠나가자. 다음번에 다시 만나게 된다면 끝이 없는 낭만 속의 주인공으로 살고 있기를 바라. 안녕 나의 친구.
>
> -당신의 청춘과 낭만을 응원하는 베스트프렌드가-

○ ○ ○   ○ ○ ○
### 치매의 하모니

 

같은 병동 선생님 한 분이 얼마 전부터 중환자실에서 근무하시게 되면서 한동안 얼굴을 뵈지 못했었다. 그러다 한번 엘리베이터 앞에서 오랜만에 선생님을 마주치면서 한동안 소식을 알 수 없었던 환자분의 소식을 듣게 되었다.

"쌤! 전에 선생님 병동에 계시던 윤성만 환자 기억나?"

윤성만 님은 우리 층으로 입원한 지 얼마 안 돼서 중환자실로 올라가셨던 외관상 30대 후반~40대 초반이래도 믿을 것 같은 50대의 아저씨다.

"그럼요! 잘 지내고 계세요?"

"어우 엄청 좋아졌어, 가래도 많이 줄고 욕도 엄청 잘해."

"그분 욕도 하실 줄 아세요?"

"욕을 아주…! 욕 듣고 싶으면 우리 층 놀러 와!"

겨우 불편함을 표현하거나 "아-!" 같은 알 수 없는 소리만 치시던 분이었는데, 욕을 그렇게 잘하신다니 믿기지가 않았다. 주름하나 없는 하얀 얼굴과 까만 머리, 뚜렷한 이목구비를 가진 고상한 백설아저씨 일 줄 알았건만. 중환자실에서는 이미 욕 잘하기로 유명해지신 모양이었다.

백설파이터로 회복하신 윤성만 님이 다시 우리 병동으로 전실 오시면서 지금 간호사 스테이션 바로 옆병실에는 치매 환자 두 분이 나란히 누워 계시계 되었다. 한분은 윤성만 님이고, 다른 한분은 씩씩한 할아버지시다. 그나마 다행스러웠던 것은 윤성만 님의 치매 증상이 심한 날에는 할아버지가 조용하시고, 할아버지의 치매 증상이 심한 날에는 윤성만 님이 조용하셨다는 것이랄까.

오랜만에 뵌 윤성만 님은 조금 어눌하긴 하지만 말도

잘하시고, 표정도 다양해지셨다.

"윤성만 님 저 기억하세요?"

"네에!"

"오 저 누군지 기억해요?"

"네에~ 봐… 봤어요."

"저 보신 적 있죠! 맞아요. 여기 계셨을 때 저 봤었죠~"

"네에!"

갑자기 바뀐 주변 환경에 긴장을 하셨는지 눈을 이리저리 굴리던 윤성만 님은 그날 밤 우리의 걱정과는 다르게 조용히 주무셨다. 대신 그 옆에 계시던 할아버지가 밥을 먹으러 가겠다며 어둠 사이를 헤집고 일어나신 거다.

"아이 참! 비키라니까!"

"어디가시려구요!"

"어딜가긴 어딜 가! 밥 먹으러 간다고!"

"저녁 드셨잖아요!"

막무가내로 휘청거리는 몸을 이끌고 전진하려는 할아버지를 나와 간병사님이 막아서서 말려보았지만 점점 높아지는 언성에 곤히 주무시던 환자분들까지 다 깨우고 말았다.

"내가? 저녁을 먹긴 뭘 먹어!"

"할아버지! 여기가 어디예요?"

"집이지! 나와! 밥 먹으러 가게!"

할아버지는 뭐 그렇게 당연한 걸 묻냐는 표정으로 위아래를 훑어보며 대답하셨다.

"아닌데! 여기 할아버지 집 아닌데!"

"… 그럼 어디야!"

할아버지의 목소리가 조금 차분해지셨다. 이때부터는 여기가 어딘지 잘 알려드리기만 하면 다시 씩씩하고 말 잘 듣는 할아버지가 되신다.

"여기 옆에 봐바요. 다른 사람들도 있죠?"

"누구야? 왜 여기 있어?"

"다른 환자분들이죠. 여기 병원이에요!"

"어… 병원?"

"병원! 밖에 깜깜한 거 보이죠! 그러면 아침일까요? 밤일까요?"

"밤이죠!"

까만 창밖을 가리키며 말하는 나의 손가락 끝을 따라 할아버지의 눈도 어두운 밤을 확인하셨다.

"맞죠! 밤에는 주무셔야죠. 다 할아버지 때문에 못 주무시고 있잖아요."

"그럼 자야죠. 어이구 미안합니다!"

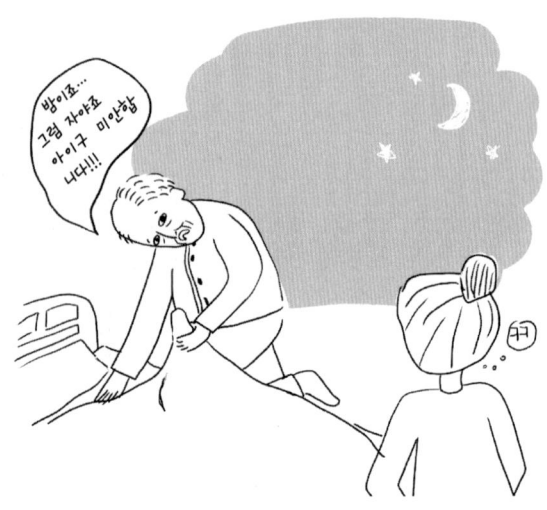

방금 전까지 소란스러웠던 것이 무색할 정도로 할아버지는 고개를 까딱 숙이며 다른 환자분들께 사과하시고는 고이 자리에 누워 눈을 감으셨다. 찬물 끼얹은 듯 갑자기 끝나버린 혼란에 당황스러운 웃음이 가슴을 쿡쿡 찔러 근질거렸다.

5월의 끝무렵, 대학 친구가 '오월이'라는 이름을 붙여 입양해 온 강아지의 털처럼 몽실몽실한 금빛 햇살이 내리던 오후. 어디선가 은근한 똥냄새가 스멀스멀 풍기기 시작했다. 큰 대형 기저귀에 변을 본 윤성만 님은 대변을 치우려는 간병사님께 억제대(자, 타해의 위험이 있을 경우 주치의의 판단과 보호자의 동의 하에 적용)로 묶인 손과 발을 휘두르며 욕을 하기 시작하셨다.

"하지 마! 씨발! 저… 저리 가라고!"

"아~참 이걸 어찌하면 좋아요. 똥 싼 거를 치워야 될 거 아니냐고"

저 멀리 중국에서부터 오신 간병사님도 진땀을 빼며

적잖이 당황해하시며 말씀하셨다.

"안 쌌어!"

간병사님을 향해 소리치는 윤성만 님은 무언가에 쫓기는 어린아이처럼 잔뜩 겁에 질린 채 불안한 듯 보였다.

"윤성만 님, 무서워요?"

"네에…!"

"여기 나쁜 짓하려는 사람 없어요. 여기 간병사님이 도와주려고 하는 거예요. 똥 싼 거 그냥 두면 찝찝하잖아요 그렇죠?"

"똥 안 쌌어요…"

"어허 참, 또옹을 쌌으면 똥! 을 치워야지."

옆에서 상황을 지켜보던 치매 할아버지가 점잖은 목소리로 말씀하셨다.

"안 쌌어!"

"오잉 똥 쌌는데? 제가 두 눈으로 이렇게 봤어요! 그냥 놔두면 병균들이 득실득실거릴 텐데?"

"네에! 치… 치워!!"

"깨끗하게 치울까요?"

"네네! 빨리 치워!! 치우라고!!"

여전히 초초해 보이기는 매한가지였지만 이제야 간병사님이 윤성만 님의 기저귀를 갈아드릴 수 있었다.

다음날 아침, 아침에 출근해 인사하는 나에게 윤성만 님은 어제 무슨 일이 있었는지 아무것도 모르겠다는 표정으로 해맑게 대답하셨다.

"잘 주무셨어요?"

"네에! 헤헤헤"

"웃는 건 또 처음 보네요, 기분이 좋은가 봐요?"

"네에! 헤헤 좋…아요!"

멋쩍게 웃으며 대답하는 윤성만 님은 운동장에서 뛰어놀기 좋아하는 빛나는 소년 같았다. 이런 모습을 가만 보던 치매 할아버지가 또 한 마디 거들으셨다.

"저거 여자를 좋아하는 거야."

"아 그런 거예요?"

나도 합세해 할아버지 말을 진짜 믿는 것처럼 반응하자 당황한 윤성만 님이 말을 더듬으셨다. 처음 보는 윤성만 님의 모습에 주변 환자들도 "여자 좋아하네~"하며 짓궂게 한마디씩 놀리셨다.

"아… 아니… 아니에요! 지… 진짜 아닌데…!"


유독 남자만 보면 겁을 먹고, 공격적인 모습을 보이던 윤성만 님은 알고 보니 욕하는 남자의 환청을 듣고 계셨다는 것을 알게 되었다. 환청의 내용은 주로 윤성만 님을 욕하는 거라고 한다. 죽으라고. 너 같은 거 죽여버릴 거라고. 누가 뱉은 말인지도 모르니 그동안 그냥 모든 사람이 다 괴물로 보이지 않으셨을까.

윤성만 님의 취침약이 추가되고 밤새 조용히 잘 주무셨다는 인계를 받았다. 똘망똘망 빤히 쳐다보고 계시는 치매 할아버지에게도 여쭤보았다.

"할아버지 이분 잘 주무셨어요?"

"모르죠? 나도 자는데."

나와 유란이는 할아버지의 '왜 바보같이 답이 정해져 있는 질문을 하는 거지?' 이런 뉘앙스를 풍기는 표정과 말투를 자꾸 곱씹으면서 웃고는 했다. 언젠가 유란이 혼자 근무하는 날 밤에도 한번 할아버지가 나가겠다며 난동부리신 적이 있다고 했다.

"술 사다 줘! 술 한잔 마시게!"

"여기 병원이에요!"

"아 병원? 난 또 집인 줄. 자야지 그럼."

유란이는 더 난리가 날 것을 예상했는데, 병원이라는 말에 바로 고분고분 다시 잠자리에 드시는 할아버지의 모습이 자꾸 생각나 어이없이 웃기다고 했다. 윤성만 님과 할아버지의 서로 잘 맞는 듯 혹은 맞지 않는 듯 한 애매한 평행선 같은 대화도 저항 없이 웃음을 터트리게 만든다.

| 윤성만 님 | "집에 갈래요!" |
| 간호사 | "집에 어떻게 가시려고요?" |
| 할아버지 | "어떻게 가긴. 집에 뭐 걸어서 가야지" |
| 윤성만 님 | "네에! 걸어서…!" |

두 분 다 못 걸으시면서 어떻게 걸어가시려는 건지 참. 그나저나 윤성만 님과 할아버지는 내가 두 분 덕분에 매일 웃는다는 걸 아시려나 모르겠다. 그저 이곳에 있는 동안만이라도 겁에 질린 채 숨어 사는 삶이 아니기를, 집인지 병원인지도 구분하지 못하더라도 안전과 인간다운 하루를 보장받는 삶이기를 바랄 뿐이다.

## 얼렁뚱땅 패밀리

처음 2병동에 왔을 때부터 의아한 일들이 많았다. 병원에 약이 없고, 소모품도 없고 환자복도 없고… 너무 없는 것들이 많았다. 어떻게 병원이 돌아가고 있는 걸까에 대해 의구심이 들 때도 있었다. 옴이 의심되는 환자가 있으면 퍼메트린 크림을 바르고 다음 날 목욕 시키고 환의와 침대 시트를 갈으라는 오더가 나는데, 갈아입힐 옷도 시트도 없었다.

선생님들은 각자 집에서 수납바구니, 유산균, 락스 같은 병동에 필요한 것들을 가지고 와서 쓰시곤 했다. 선생님들이 이곳을 제2의 집처럼 생각하시는 것 같아 보였다. 한 선생님은 가족 면회가 드물어 돈도 마땅히 먹을 만한 것도 없는 환자분들께 간식을 사다 주기도 하고, 어느 편마비 환자분께 우유에 인삼을 달여다 주기도 했다. 그 환자분은 인삼우유를 마시고는 "이런 거 매일 마시면 다 나아서 걸을 수도 있겠는데!" 라며 아주 좋아하셨다고 했다. 그 환자분의 표정을 본 선생님은 이거 먹고 다 나아서 걸어 다니라며 또 우유에 인삼을 달여오셨다. 없는 게 참 많은 곳이지만 없는 와중에도 고맙다며 간식 하나 더 쥐어주려고 하시는 환자분들을 보면 마음까지 아주 가난해지진 않은 우리들의 하루가 꽤나 그럴싸해 보인다.

데리고 올 친구 없냐는 수선생님의 말씀에 혹시나 콕 찔러본 대학 친구가 출근하기로 하기 일주일 전부터 일하면서 만나는 모든 사람들한테 자랑하기 시작했다.
"할머니~ 다음 주에 제 친구도 여기 간호사로 올 거래요!"
"친구가 온대? 아이고, 친구도 예뻐?"

"완전 예쁘죠! 제 친구 만나면 예뻐해 주셔야 돼요~"

"그럼~ 당연하지."

"약사님! 다음 주에 제 친구도 여기서 같이 일하기로 했어요!"

"아유~ 그래? 친구랑 같이 있으면 재미있겠네~ 좋겠다~"

이제 20살인 귀여운 원무과 직원한테도 얘기해 줬다. 어린 줄은 알고 있었지만 20살인걸 알고 보니 걸을 때마다 뽁뽁거리는 아기 신발 소리가 나는 것 같았다. 그 친구는 수줍게 쭈뼛쭈뼛 다가와 메모지에 '쌤! 힘내세요! 화이팅!' 문구와 함께 귀여운 캐릭터를 그려 달고나 사탕이랑 같이 내밀었다. 어느 날은 "쌤! 손 주세요! 줄 거 있어요!" 하더니 꼭 쥔 두 주먹 안에 든 알사탕을 내 손바닥 위로 또로록 떨어뜨리고는 쪼르르 도망쳤다. 나는 그 친구를 '원무과 병아리'라고 부르는데, 전에 원무과 병아리가 이 병원에서 또래의 어린 선생님들은 못 만날 줄 알았는데 내가 와서 너무 반가웠다는 얘기를 했었다. 친구가 온다고 하니 병아리는 젊은 선생님이 또 온다며 신나서 발을 동동 굴렀다.

당시 병동에서 제일 어렸던 나랑 내 친구를 볼 때마다 선생님들은 흐뭇하게 웃으시며 말씀하셨다.

"채윤쌤이랑 유란쌤은 보기만 해도 막 웃음이 나~"

"그죠, 쌤들이 유독 귀여운 것 같아~"

모르는 게 많아 혼나기도 많이 혼났지만 선생님들의 애정 어린 관심 속에서 우리들의 마음도 무럭무럭 자라났다.

이브닝 근무 출근 후 인계가 끝나고 데이 근무를 마치고 퇴근하려는 친구를 꼭 껴안고 볼을 찌르고 있으니 옆에서 지켜보고 계시던 수선생님이 한 말씀하셨다.

"유란이가 그렇게 좋냐?"

"좋아요~ 너무 귀엽잖아요!"

"얼씨구! 사돈 남 말하고 있네, 둘 다 귀여워 둘 다! 기지배들 아주 그냥!"

선생님은 천둥번개 같은 목소리로 외치셨다. 듣고 보면 대사는 대부분 칭찬이다.

"저는 유란이 같은 딸 낳을 거예요!"

"아니! 너는 아들이야! 그것도 아들 둘!"

선생님은 짓궂은 표정으로 놀리셨다.

"헉! 안 돼요! 딸 낳을래요!"

"넌! 아들이야!"

티격태격하는 수선생님과 나 사이에서 유란이는 반쯤 혼이 나간 상태로 이리저리 흔들리고 있었다. 유란이도 굳이 둘 중 하나를 고르자면 딸을 낳고 싶다고 하지만, 딸이나 아들은 고사하고 아직 결혼도 못한 사회초년생인 우리는 일을 하면서 할머니 할아버지로부터 많은 역할을 부여받게 되었다. 중학생부터 시작해서 고등학생, 대학생, 손주, 딸, 아가씨, 애기엄마, 아줌마, 며느리, 언니까지.

"할머니~ 저 누군지 알아요?"

"몰라!"

"저 누구예요?"

"뭐라고? 안 들려."

"나! 누. 구. 야?"

귀가 잘 안들리시는 할머니, 할아버지는 문장보다는 짧은 단어로 입 모양은 크게 또박또박 얘기할 때 훨씬 더 쉽게 이해하신다.

"누구냐고?"

"네!"

"우리 언니!"

할머니는 어느 시점의 기억을 품고 계신 걸까? 같이 거울을 보면 할머니는 내 얼굴을 가리키며 자신이라고 하고, 자신의 얼굴을 가리키며 이 쭈글쭈글한 건 누구냐고 물으신다.

"저요? 제가 언니예요?"

"그래!"

"그럼 할머니가 제 동생이에요?"

할머니는 가끔 15살의 소녀가 되곤 한다. 특히 지금처럼 보드라운 미소를 지을 때가 그렇다.

"응!"

"아닌데…? 할머니가 언니고, 내가 동생이죠!"

나는 괜히 애꿎게 할머니를 놀린다. 할머니랑 이렇게 놀다 보면 나도 별게 다 즐겁고 유치했던 15살 소녀가 된다.

"아니야. 내가 동생이잖아!"

"제가 동생 하면 안 돼요?"

"그건 안되지!"

"내가 무조건 언니예요?"

"그래!"

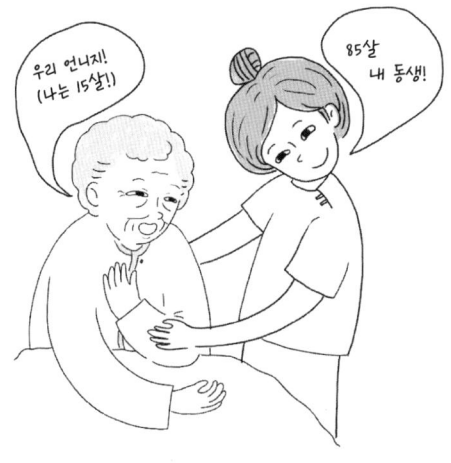

나에게 선택권은 없었다. 할머니는 내 동생이고, 나는 할머니의 언니다. 그렇게 나에겐 85살 먹은 동생이 생겼다. 그래, '할머니'는 귀여운 내 동생을 부르는 애칭인 걸로 해야겠다. 좋은 언니가 되어야지.

옆 병실에는 하루종일 과자만 찾는 할아버지가 오늘도 여전히 과자를 애타게 찾고 계셨다.
"과자 좀 갖고 와…"
"할아버지는 저보다 과자가 좋아요? 저 서운해요! 흥! "
"아니야~ 생각해 봐 과자가 있으면 과자를 주는 사람이 있다는 거고, 사람이 있어야 과자가 있으니까 그런 거지. 똑같은 거야."
듣고 보니 일리 있는 말이다. 사람이 있어야 할아버지께 과자를 드릴 수 있고, 사람이 없으면 과자도 없으니 과자를 좋아하는 것과 과자를 주는 사람을 좋아하는 것은 같다는 말이다. 이상하다. 할아버지가 그냥 막 뱉은 말이라고 생각했는데, 곱씹어 생각할수록 무슨 마음으로 말했는지 알 것 같았다. 그동안 할아버지는 허기진 마음을 누군가 건네주는 과자로 채우고 계셨던 걸지도 모르겠다. 나에게 남동생이나 오빠가 있었다면 할아버지와 닮았을 것 같다는 느낌이 든다. 얼굴에 '장난꾸러기'라고 적혀있는 게 어렸을 적 얍샵하게 놀리던 사촌오빠랑 닮은 것 같기도 하다.

일을 하다 보면 문득 우리 병동 선생님들과 간병사, 환자분들이 엄청난 대가족 같다는 생각을 할 때가 있다. 미우나 고우나 함께 가는 가족처럼 그렇게 자신들의 터를 지켜나가고 있는 어느 한적한 마을의 가족단위 집단말이다. 인력이 너무 없어 힘들었을 때도 나도 친구도 다른 선생님들끼리도 덕분에 출근한다며 조금만 힘내자며 쓰러질 것 만 같았던 어수선한 병원 안에서 서로 다독이며 우리의 마을을 지켜나갔다. 그렇게 수선생님을 중심으로 힘을 모아 고비 고비를 넘기니 선생님들이랑은 가족에 더해 전우애까지 생긴 느낌이다.

늘어지게 잠을 자던 어느 날 아침 너무 생생하게 아픈 몸을 이끌고 출근하는 꿈을 꾸었다. 출근할 사람이 없어서 어쩔 수 없이 메슥거리는 위를 부여잡고, 병동에 도착하자마자 간이 의자에 앉아 책상에 팔을 쭉 뻗어 펄펄 끓는 이마를 기대었다. "선생님… 죽을 것 같아요…" 나는 좀비 같은 행색으로 눈동자만 간신히 움직여 수선생님을 바라보았다. 수선생님은 울 것 같은 표정으로 포도당 수액을 놔주시며 "안돼… 아프면 안 돼… 너… 아프면 안 돼. 알겠지…? 우리 큰일 나… 아프면 안 된다…?"라고 하셨다. 다행히 수액을 맞고 살아난 나는 무사히 근무를 마칠 수 있었다. 그러고 다음날 꿈 이야기를 수선생님께 말씀드리니 선생님이 아하하하 웃으시다가 웃음을 뚝- 그치시고는 어깨를 축 늘어뜨리셨다. "진짜로… 진짜 아프면 안 돼…" 그동안 매년 환절기 때마다 감기몸살로 고생했었는데, 선생님의 애탄 마음을 하늘도 아셨는지 이번 해는 한 번도 안 아프고 잘 지나간 것 같다.

한 아이를 키우려면 온 마을이 필요하다고 했던가. 험악해 보이기만 했던 세상으로부터 겁에 질려 도망가기 바쁘고, 울기 바빴던 어린 나를 키워 준 나의 마을, 나의 가족. 힘들고, 외롭고, 아픈 시간들이 끝이 없어 보일지라도 우리 지금까지 그래왔던 것처럼 한바탕 웃고, 싸우고, 그리고 또 따뜻하게 지냈으면 좋겠다. 하늘에서 다시 만나는 그날까지.

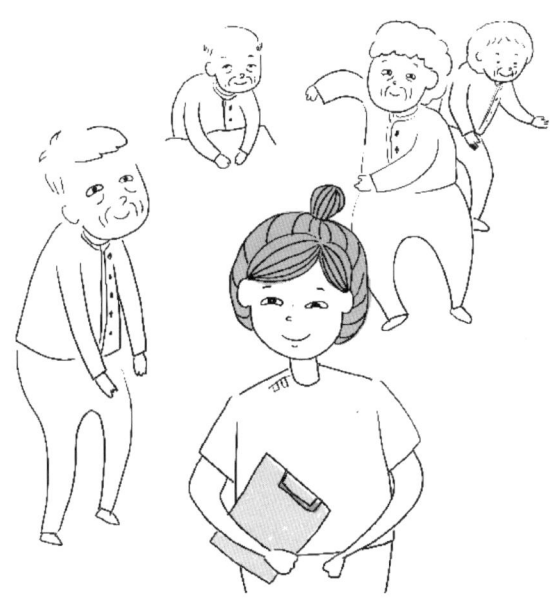

에필로그

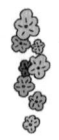

 아, 행복하다. 얼마 만에 내뱉어보는 아주 거짓 없는 감탄인지 모르겠다. 한숨처럼 달고 살던 'X 빡치네.'같은 말 대신 이제는 '아이 예쁘다~'를 습관처럼 말한다. 습관처럼 말하지만 습관은 아니다. 할머니, 할아버지의 눈동자를 가만히 들여다보고, 천천히 또박또박 마음을 읽은 후에 입을 뗀 의식적인 말이다. 자식도 손주도 못 알아보시고, 체위변경도 혼자 못하시고 이리저리 잡아준 모양대로 누워계시는 작은 할머니는 우리의 질문에 귀 기울여 들어야 들리는 얇은 목소리로 겨우 대답을 하신다. 이 글을 쓰고 있는 오늘 아침에도 그랬다. 머리가 하얗게 센 작고 동그란 얼굴은 마치 흰머리

오목눈이나 눈송이처럼 보드랍고 귀여운 것들을 연상시켰다.

"할머니 예쁘다. 아이 예뻐~"
"… 예뻐?"
"할머니 최고! 짱!"
"… 무슨 말이야…?"
"할머니가 최고로 예뻐요!"
"… 최고로 예뻐?… 아이 예쁘다… 예뻐…"

할머니는 웃는 것도 겨우 하신다. 겨우 내뱉은 웃음소리는 아기 염소를 닮았다.

요 근래 계속 화장실 공사를 한다며 시끄럽고 먼지 날리는 병동에서 이리 뛰고 저리 뛰느라 머리가 아파 그만둘까? 하는 생각이 들었다. 그날 저녁, 직원식당에 간 사이 레모네이드 마시면서 일하라며 스테이션에 음료를 놓고 가신 선생님께 하트 이모티콘을 잔뜩 보내며 다시 힘을 냈었다. 선생님은 내가 웃을 때마다 "웃지 마! 정들어!"라고 하셨다. 퇴근하고 옷 갈아입으려고 열어 본 사물함에는 향긋한 방향제가 들어있었다.

같이 퇴근한 선생님 사물함에도 방향제가 들어있었는데 우리는 말하지 않아도 어느 선생님이 넣어주셨는지 알 수 있었다.

"요즘은 어때?"

"나는 내가 운이 아주 좋은 사람인 것 같아. 정말⋯ 살아있길 잘했어."

"다행이다. 그런데 다시 슬퍼지면? 그때의 네가 걱정 돼."

"다시 괜찮아질 수 없는 슬픔인 줄 알았는데, 그게 아니었 잖아. 또 다시 슬퍼지면 지금처럼 견뎌내야지. 끝없이 슬프기만 하진 않을 거라고 믿어."

얼마 전 친구들과 '내가 가장 듣고 싶은 말 혹은 좋아하는 별명'에 대한 이야기를 나누었다. 나는 망설임 없이 '예쁜이 간호사'라고 대답했다. 엉망진창 실수해서 한참 혼나다가도 멋쩍게 웃으면 그냥 보기만 해도 딸처럼 예쁘다고 해주시던 선생님들, 졸린 눈 비비며 팅팅 부은 눈으로 인사해도 손녀처럼 곱다 하시는 할머니들. 그 안에서 내가 받은 사랑들 잊지 않고, 나의 이 모습 그대로를 사랑할 줄 아는 사람. 그리고 사랑받을

줄 아는 사람이 되어야겠다. 그래서 다른 사람을 사랑할 줄 아는 예쁜이 간호사로 성장해 나갈 것이다.

그저 답답한 마음에 끄적거린 암울한 일기로 끝날 줄 알았는데, 행복했다고 마무리 지을 수 있어 참 다행이다. 행복의 정의는 사람마다 다르겠지만, 화려하진 않아도 감사하며 사는 삶, 내게 주어진 작은 힘을 나눠주며 사는 삶을 나의 행복으로 정의하며 이야기를 마무리하고 싶다.

## 참고문헌

- 간호사 면접 보다(2022).포널스
- 간호사연구소(2022).간호 알고리즘 2판.포널스
- 간호사연구소(2022).간호사가 말하는 간호사 자소서 쓰다.포널스
- 간호사적응연구소(2022).의학용어 알고리즘.포널스
- 강윤숙 외(2019).간호지도자론 2판.포널스
- 권수민(2021).간호사 바라던바다.포널스
- 김경숙(2019).간호사라는 이름으로.포널스
- 김나제스다, 조현(2021).소통 국제 의학용어집.포널스
- 김명애(2020).널스브랜딩.포널스
- 김미연(2019).국제간호사 길라잡이.포널스
- 김민지 외(2019).간호사 독서모임 해봤니?.포널스
- 김별아(2022).수술실 별샘 1권.포널스
- 김별아(2022).수술실 별샘 2권.포널스
- 김보준(2019).사막을 달리는 간호사.포널스
- 김소미(2022).국제간호사 사우디,조지아편.포널스
- 김수연, 알엔지야(2023).정맥주사 내비게이션권수민.포널스
- 김지혜(2021).신규 간호사 24시-오답노트-.포널스
- 김진선(2020).워킹 간호사.포널스
- 노은지(2019).신규 간호사 안내서.포널스
- 모형중 외(2019).예비간호사 수다집.포널스
- 모형중,김지현(2020).콜라보 핵심간호술.포널스

- 삼성서울병원 간호본부(2020).간호사,행복한 프리셉터 되기.포널스
- 손인혜(2021).간호부.포널스
- 손지완(2022).감정을 돌보는 간호사.포널스
- 송상아(2022).낭만 간호사.포널스
- 송원경(2021).국제간호사 두바이편.포널스
- 신에스더(2022).간호대학 생활백서.포널스
- 알엔지야(2021).간호사 알엔지야의 병원이야기.포널스
- 암또(2021).암또의 임상노트 Vol 1.포널스
- 암또(2021).암또의 임상노트 Vol 2.포널스
- 여상은(2021).수간호사 어때?.포널스
- 염진영(2021).ARDMS 초음파사 탐구생활.포널스
- 유세웅(2020).아이씨유 간호사-ICU.포널스
- 이정열(2019).극한직업.포널스
- 임진경(2021).응급실간호사.포널스
- 장수향(2018).뉴질랜드 간호사되기.포널스
- 전지선(2021).슬기로운 인공신장실생활.포널스
- 전지선(2022).슬기로운인공신장실 2권.포널스
- 정해빛나(2021).국제간호사 미국편.포널스
- 정현선(2019).간호사가 사는 세상.포널스
- 조원경(2019).꿈을 간호하는 간호사.포널스
- 최영림(2021).간호사,대학원 완성하기.포널스
- 한국간호대학남자교수회(2021).포널스 임상매뉴얼.포널스
- 한동수(2021).간호사 가이던스.포널스
- 홍지수외(2022).크램북 벼락치기 임상간호매뉴얼.포널스

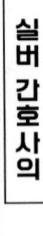

## 골든 메모리
## 실버 간호사의

첫째판 발행 | 2023년 9월 15일

저　　　자 | 함채윤
발　행　인 | 모형중
편　집　인 | 박지혜
디　자　인 | 김미진
일 러 스 트 | 김미진
발　행　처 | 포널스
등　　　록 | 제2017-000021호
본　　　사 | 서울시 강북구 노해로8길22, 3층
강 북 지 점 | 서울시 강북구 삼양로104, 1층
전　　　화 | 02-905-9671　Fax | 02-905-9670

ⓒFORNURSE 2023년, 실버 간호사의 골든 메모리
Copyright ⓒ 2023 ALL RIGHTS RESERVED

본서는 지은이와의 계약에 의해 포널스에서 발행합니다.
본서의 내용 및 삽화 일부 혹은 전부를 무단으로 전재 및 복제하는 것은 법으로 엄격히 금지되어 있습니다.

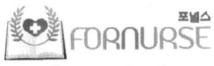
www.fornursebook.com

　📖 도서 반품과 파본 교환은 본사로 문의하시기 바랍니다.
　📖 검인은 저자와의 합의로 생략합니다.

ISBN 979-11-6627-462-6　　93510
정　　가 20,000원